大都會文化
METROPOLITAN CULTURE

大都會文化
METROPOLITAN CULTURE

大都會文化
METROPOLITAN CULTURE

大都會文化
METROPOLITAN CULTURE

現代養生訓

35位日本名醫的健康生活觀

宇山惠子／著

林佳翰／譯

前言

一旦持續過著忙碌的日子，就容易忽略自己的健康管理，而這正是造成身體狀況不佳或生病的原因。那麼，該怎麼辦才好呢？為了探詢這個答案，我走訪了每天反覆忙於勤務的醫生們。

因為醫療記者的職業性質，我有幸獲得與至今大約二千位醫生見面的機會。從這些珍貴的經驗當中，我注意到名醫即使再忙碌，也會去實踐適合自己的簡單健康法，而且那些健康法和生活態度裡有很多我們應該要學習的事物。

雜誌《每天都有新鮮事》上有一個連載三年的專欄稱為「醫生的養生」，這本書介紹的健康法就是來自專欄裡出現的三十五位醫生，尤其是專業領域不同、平常不會上媒體透漏關於自己採用之健康法的醫生。

雖然坊間充斥著醫生寫的書，不過這本書卻是緊密濃縮了三十五本名醫著作的精華，並進一步介紹了不管是誰都可以輕易仿效的一百零五個健康法。

就結論而言，這三十五位名醫的共通點就是努力為病患而活這件事。為了活躍於拯救病患生命的當下，如果醫生自己不健康的話，就沒辦法把活力帶給別人。因此不管多麼忙碌，他們還是會用快步走、吃八分飽、伸展、注意飲食、笑口常開……這些沒什麼特別的方法來維持健康。

大家不要老是被那些一下流行、一下退流行的健康產品或食材擄獲你的心，也不要三分鐘熱度就中止健康法，請定下目標「為某人而活」和「成為讓人開心、讓人感謝的人」，然後從這本書裡找出適合自己的健康法，一點一滴也不勉強地持續，唯有持續健康法才能化為力量。只要持續的話，心情一定會清爽又堅定，每天就會過得很充實。接著身心就會變得健康而不輸給忙碌與壓力。

醫療記者　宇山惠子

目錄

第二章——食以養身～飲食篇

飲食乃生命之養也

（出自《養生訓》第三卷）

樂其心，不苦之
（出自《養生訓》第二卷）

＊日本江戶時代的儒學家貝原益軒於八十歲後所著的《養生訓》一書，是他以自身體驗為基礎所道出關於身心健康與長壽的養生方式，因為在本書中出現的名醫養生術，與三百年前出現在名著裡的名言一致，所以本書各章的章名皆採用裡面古今通用的名言。（章名下方的括弧內文字表示出處卷數。）

內文版型設計 內田晶子

第一章

養心養身～運動篇

我命在我不在天

（出自《養生訓》第一卷）

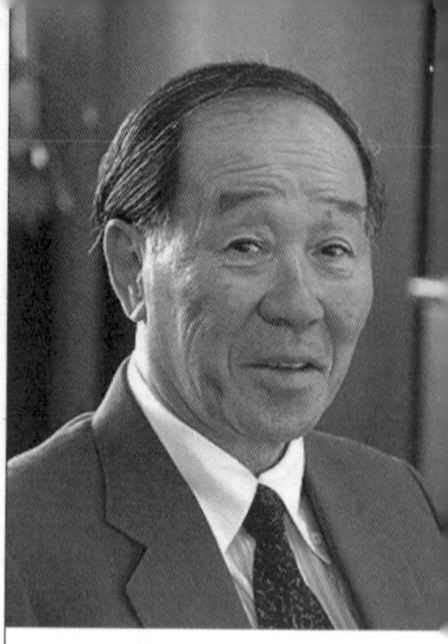

001

癌症醫療的先驅

武藤徹一郎

癌症研究會有明醫院　醫療顧問　榮譽院長

75歲

Muto Tetsuichiro● 1938年生，1963年東京大學醫學院畢業。1970年前往英國留學。歸國後先後擔任大森紅十字醫院外科主任、東京大學醫學院教授及該大學附屬醫院院長等，並於1999年成為東京大學榮譽教授，2005年起擔任癌症研究會有明醫院院長，2008年起擔任現職，專業領域為消化系統外科。

養生訓

一、**不失去先驅者的精神**

二、**活到老學到老**

三、**不抱持成見，只看事實**

看透本質再行動

武藤徹一郎醫生是研究、治療大腸癌的先驅，現在依然秉持著先驅者的精神，他說：「我曾參加奈良東大寺的大佛淨身（打掃）儀式，從早上開始於澡堂淨身，穿上白衣誦經，之後開始打掃，結束後心情真的變得很肅穆。能夠累積新的經驗，不管幾歲都很開心呢。」而他的原點是，從小學開始，「因為父親職業的關係而經常轉學，在那段時間總會和孩子王打架，而且幾乎全勝沒有輸過，其中打贏的原因就在於仔細觀察對方，然後擬戰略。」他微笑著這麼說。

1970年到倫敦的聖馬克醫院留學，那時院內首次引進大腸內視鏡，武藤醫生激動地說：「這個機器好厲害！」在那間進修的醫院裡，聚集了全世界的優秀人才，

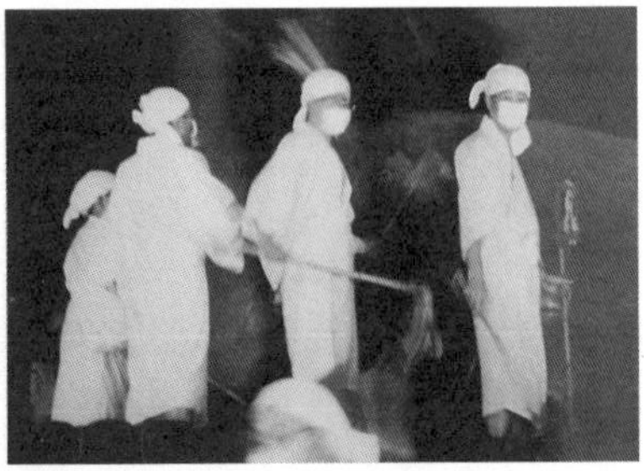

為東大寺大佛淨身（打掃）時的照片，最右邊是武藤醫生。

東大寺的淨身大掃除儀式

每年8月7日在東大寺大佛殿舉行，清潔大佛身體的例行活動。

即便如此，身處其中的他，聽說為了嶄露頭角，在那兩年內拼命地做研究。而且，「待在大腸研究排名世界第一的醫院裡，在一流研究者的團團包圍下，也學到了『只看事實』的重要性」。

在日本，當時罹患大腸癌的病患還不多，不過武藤醫生相信總有活用自己留學經驗的那天到來，所以投注了很多心力在大腸內視鏡的普及上，因為大腸內視鏡可以如實看到以前看不到的大腸內部，所以他深信一定有派上用場的時候。而今，大腸內視鏡已是診斷和治療上不可或缺的醫療機器。「在依靠感覺與經驗之前，首先要看到眼前之物所引發的現象，這樣才能看見『本質』。所以醫生在面對病患時，絕不可以抱有先入為主的想法。」認真這麼說著的武藤醫生，也是為癌症醫療帶來極大變革的功臣。

「面對被醫生宣告『已經沒有治癒機會』而失去希望的癌症復發患者或罹患難治癌症的病患，我想要提供帶有

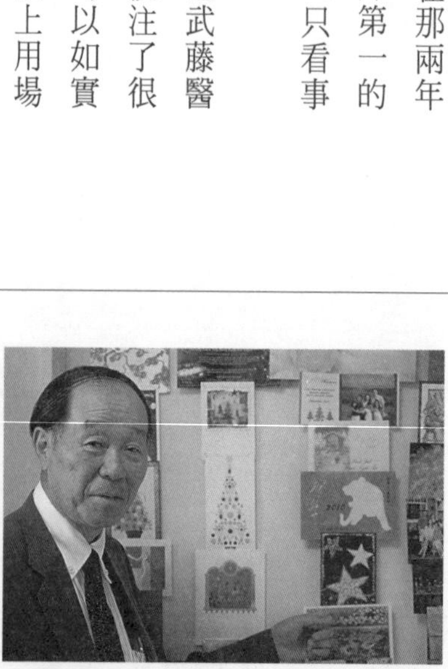

這些豐富多彩的明信片是世界各地友人寄來的，真是交友廣闊！

大腸內視鏡

是將前端裝有高性能相機的細管（內視鏡）由肛門插入，在螢幕上觀察大腸整體的狀況，並可以切除大腸息肉的醫療機器。

希望的癌症醫療。」

武藤醫生雖然指導、培育了很多醫生，不過他說：「比起教學，其實我還比較喜歡學習呢，和專家學習那個領域的新東西，會成為很好的刺激。就像網球，我也是在上過職業選手的課，並忠於基礎才獲得進步喔。」

看歌劇、聽音樂會、看電影等也可以調劑身心。

他笑著說：「一個男人單獨進去滿是女性的電影院，剛開始很需要勇氣，不過最近已經習慣了。」真不愧是開拓未知世界的先驅者啊！

武藤醫生喜歡的詞語是「如是觀」，不帶成見，只看事物本身，去探究本質，在癌症的治療和研究上也是如此，闡明癌症的本質是非常重要的。

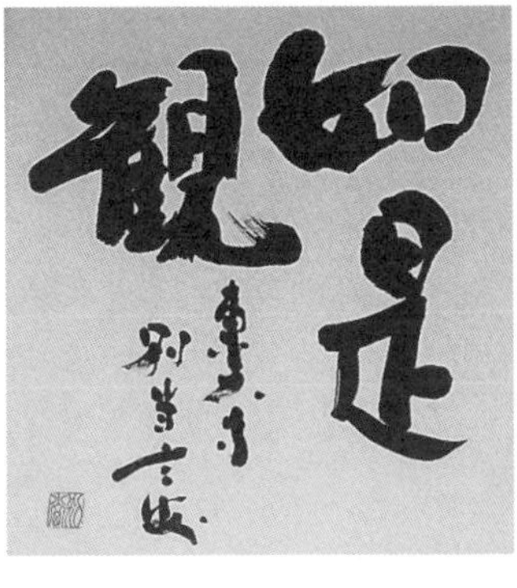

不受成見與負面想法所束縛

武藤徹一郎醫生的三個養生訓為什麼會和健康與年輕有關係呢？我用自己的方式仔細地思考。

大家知道「刻版印象的威脅」嗎？

例如，只要想著「我不擅長數學」，數學的成績就真的會下降，這就是「刻版印象的威脅」。

根據美國北卡羅萊納州立大學的研究指出，像「年長者記憶力不好」這樣「刻版印象的威脅」，有可能造成本來記憶力沒有變差的年長者記憶力變差。〔出處〕

隨著人生經驗的累積與反覆失敗，都增加了每個人「刻版印象的威脅」，再加上與年齡增長一同進行的老化，增加了「老化讓體力衰弱」等對自己抱持負面的成見，於是造成無法神采奕奕地過生活。

武藤醫生只「看事實」，不抱成見和負面想法，試圖就本質解決問題。要克服「刻版印象的威脅」，方法就是如同武藤醫生所說的：「不要失去先驅者的精神」和「持續學習」。

武藤醫生是代表日本的外科醫生，本來擔心「是個很有威嚴的人……」，有點提心吊膽，不過在拍照時，他笑著說「要把我拍帥一點喔！」那笑容讓我留下了很親民、很和善的印象。

〔出處〕
"Moderators of and Mechanisms underlying Stereotype Threat Effects on Older Adults' Memory Performance." Experimental Aging Research, 2009.

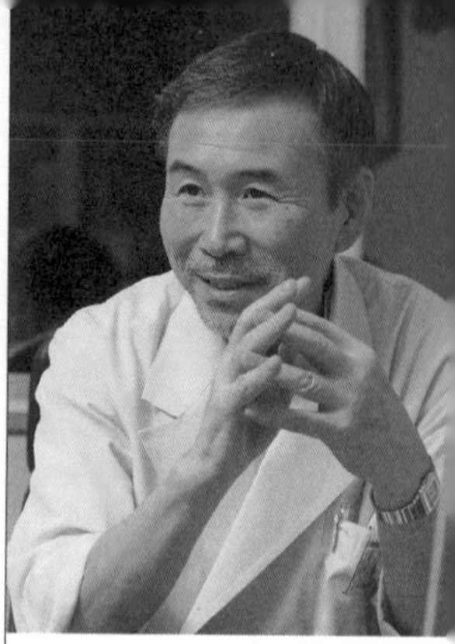

002

牙周病研究的第一把交椅

惠比須繁之

大阪大學理事、副校長

66歲

Ebisu Shigeyuki●1948年生。大阪大學牙醫系畢業後，到密西根大學醫學院留學，曾任大阪大學牙醫系助理教授、德島大學教授，於1996年擔任大阪大學牙醫系教授。2004年擔任大阪大學牙醫系附屬醫院院長，2011年開始擔任現職。榮獲日本牙科保存學會獎、日本牙科醫學會會長獎。專業是牙齒保存學。

養生訓

一、**踢一輩子的足球**

二、**口福～健康從口腔開始**

三、**靠刷牙來預防牙周病**

飲食、運動都從健康的牙齒開始！

惠比須繁之醫生說：「我雖然沒有足以教人的健康法，但我非常喜歡踢足球。」據說他從高中時期開始踢足球，大學時期也隸屬於體育會的足球社團，之後一直踢到三十八歲為止。

「可是工作越來越忙，就在開始感覺到體力衰退時，在一次比賽中，阿基里斯腱斷裂，只好放棄。」他一臉遺憾地說著。

足球是他唯一的健康法，但因此受傷後，好像幾乎就不再運動了。不過在快六十歲時，得知了「Super Age Soccer」（集合六十歲以上前鋒的聯盟）的存在，看到作為前鋒的前輩們在球場上精神飽滿地奔跑追球時，突然決定「我也想要過這樣的人生！」於是首先開始上健身中心

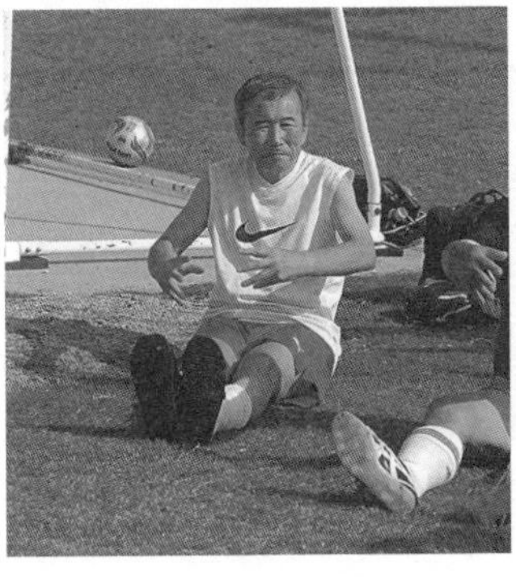

在足球比賽前，要確實做好暖身運動，雖然大家都一把年紀，不過柔軟度超好。

訓練肌力和慢跑，等體力恢復後，才終於又開始踢足球。

他笑著說：「大聲喊叫，咬緊牙根射門，比賽結束後，和夥伴們去小酌幾杯、吃美食……想要這樣，就一定要有健康的牙齒。」

惠比須醫生是「牙周病」研究的最高權威，據說現代人80%都會得牙周病。他經過多年的研究，得到了一個結論，想要維持牙齒健康的祕訣，「就是正確地刷牙，然後要定期去看牙醫，做去除牙結石等的口腔治療，聽起來雖然很簡單，但這是預防牙周病最好的方法。最近有研究指出，牙周病可能引發糖尿病、動脈硬化等全身疾病。」聽惠比須醫生這樣建議，可知牙齒真是健康的關鍵啊。

在足球比賽後的聚會上，醫生也完全不顯疲態，笑著和足球夥伴們以啤酒乾杯。七十幾歲、八十幾歲的前輩們也都很有精神，完全看不出來他們這整天打了兩三場半場二十分鐘的比賽，每個人都是臉色紅潤地笑談足球經。

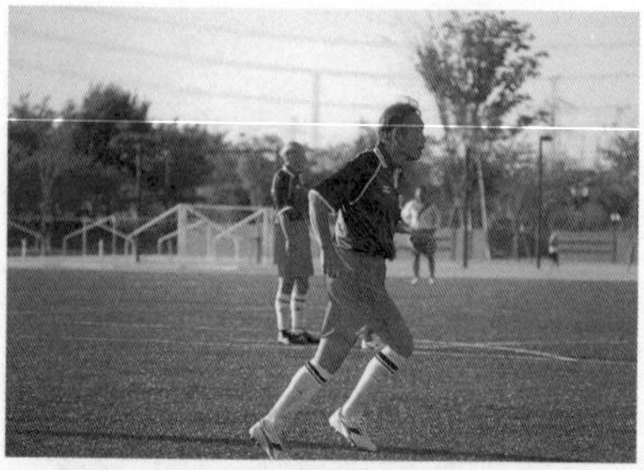

在足球比賽中，輕快地追著球跑的惠比須醫生，看起來真年輕！

「不管到了幾歲，想要在比賽結束後，覺得大家乾杯的啤酒滋味『好幸福，好美味……』，就要每天好好刷牙，預防牙周病，然後一直享受踢足球的快樂。

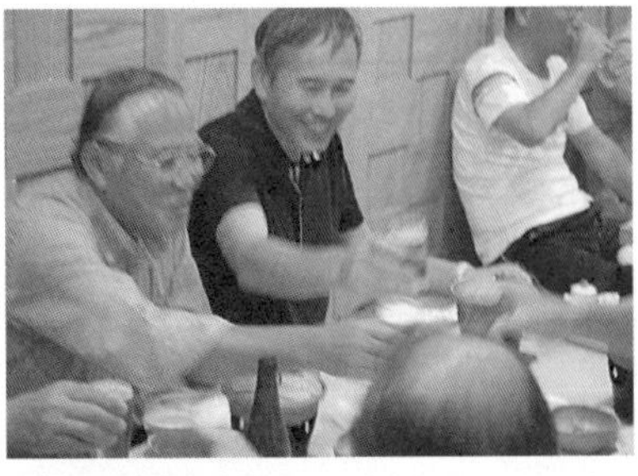

踢完足球後的乾杯！與其說是不顯疲態，不如說是啤酒把疲勞都趕走了，大家就更有精神喝酒聊天。

足球和刷牙有益健康

惠比須醫生非常喜愛足球，丹麥哥本哈根大學的研究顯示，持續每週進行兩次足球練習的話，可以安定平常不怎麼活動、血壓偏高者的血壓，降低安靜不動時的脈搏數，還可以減少體脂肪，讓人不易得心血管疾病。

踢足球時，跑步的時間很長，而且在踢球的當下，會給肌肉施壓，因此可說是同時兼具有氧運動和強化肌肉的均衡運動。〔出處〕

惠比須醫生在所有牙周病研究當中，特別闡明了「生物膜」這種細菌的集合體，會累績在牙齒和齒齦之間，引起牙周病，在牙齒上有一層白白黏黏的齒垢也是生物膜，一克裡大概有一千億個細菌！而且一旦附著在牙齒上，就很難去除，細菌會逐漸增加，生物膜就越來越厚，所以需要及早治療。

從生物膜產生出來的毒素會抑制「胰島素」這種安定血糖值的荷爾蒙分泌，讓人得糖尿病，或讓糖尿病惡化。所以治療牙周病就可以改善糖尿病的症狀，這已經得到證實，所以牙周病不只會對口腔造成影響，還會影響到全身健康的這個事實已經受到關注。

〔出處〕
"Soccer practice may significantly reduce blood pressure in inactive people."
University of Copenhagen, February 2010.

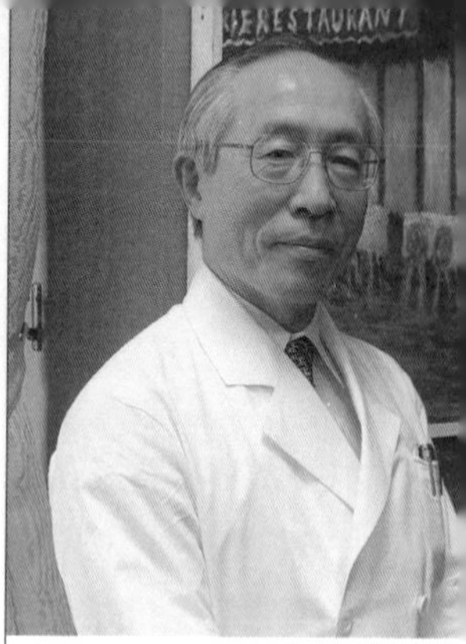

003

風濕、結締組織疾病的世界名醫

宮坂信之

東京醫科牙科大學榮譽教授

66歲

Miyasaka Nobuyuki ● 1947年生。東京醫科牙科大學醫學院畢業後，任職於該大學的第一內科。到加州大學醫學院留學後，1986年擔任東京女子醫科大學助理教授，1995年擔任東京醫科牙科大學第一內科教授、同大學副校長、同大學醫學院附屬醫院院長、日本風溼學會理事長。

養生訓

一、**精進劍道～恆必有功**

二、**努力激勵別人**

三、**生病了，就要有所覺悟**

克服病魔，成為別人的榜樣

約十年前，宮坂信之醫生在醫院巡房時，突然感到頭暈，檢查後，發現罹患名為「主動脈瓣狹窄」的心臟病，於是動了大手術。

他回顧以前的事說道：「在手術前，主治醫生對我宣告『這個手術有15％的死亡率，也可能會留下後遺症』。沒想到我竟然可以冷靜接受這個宣告，連自己都感到很意外，只覺得『啊，我果然不能再當醫生了啊』，雖然有點遺憾，卻用坦然的覺悟接受了手術。」

他挺過八小時的大手術，並在心臟裡裝入心臟節律器，至今仍是第一線的醫生，在東京及出身地長野的醫院裡繼續診療和做研究。

「之前一直沒有好好孝順母親，現在就當作是對母親

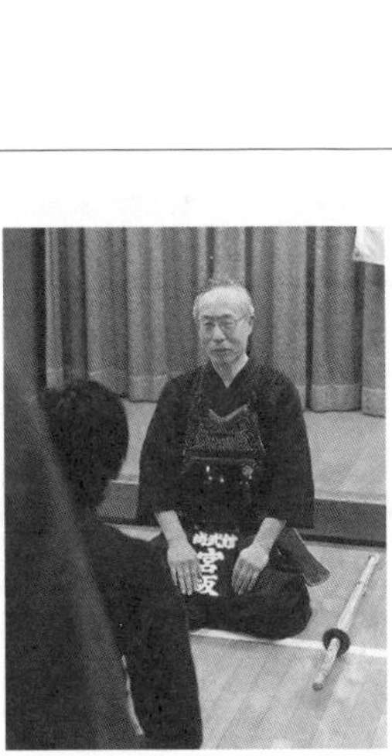

宮坂先生用孩子們也可了解的方式說明劍道的技巧和禮儀，他總是坐得很端正，用堅毅的態度為孩子們做了最好的示範。

盡孝，每個星期都會去長野的醫院一次，很期待見到母親。」他母親應該覺得很幸福吧。

不只是這樣喔！他從國中時期就開始練劍道，有七段的本領，現在也是每個星期都持續練習，並指導晚輩。

他滿面笑容地說：「像我這樣動過心臟大手術，而且裝上心臟節律器的人，也可以毫無困難地練劍道，如果讓那些苦於相同疾病的病患知道，而激勵到他們就好了。在手術之後，我曾以為再也沒辦法練劍道了，不過恢復後再練，卻比以前更開心、更快樂呢！」

劍道講求呼吸和心境，需要一邊保持平常心一邊砥礪自己，用於維持健康剛剛好。

「而且劍道會隨年齡增長而進步，熟練後，一旦可以看透對方的呼吸節奏，便不會露出破綻，對手就無法攻過來，而自己卻可以趁對方猶豫露出破綻之際，『啪喳！』一聲攻擊對方，真的很爽快呢！」就像宮坂醫生說的，他

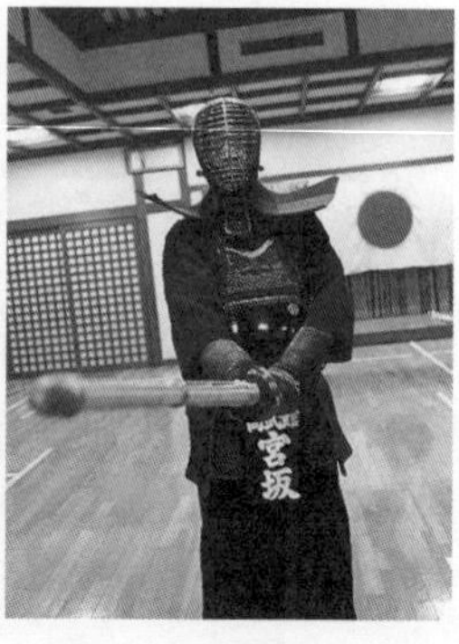

「忘掉一切，集中精神就好！」這樣的氣勢，真讓人招架不住！

和練習的年輕人一一對打。

宮坂醫生說，因為自己生過病，所以才可以從住院病人的角度來看醫院，而學到了很多事情，並以院長的身分來進行各項改善，希望讓醫院成為病人的綠洲。

「醫生總是從上往下看躺在床上的病人，但這樣會給病人帶來壓迫感，所以眼睛的視線角度很重要，我認為醫生和醫院的責任就是要站在病人的立場，用病人的角度來看，誠心誠意地提供醫療服務。」

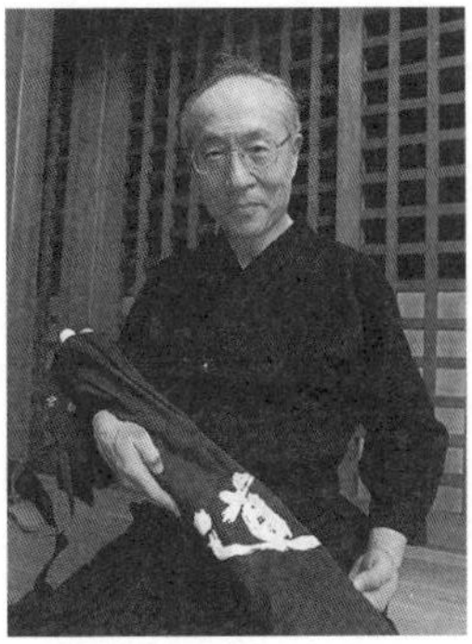

練完劍道後的笑容也著實清爽！

病癒後更樂觀&積極！

宮坂醫生挺過大手術、克服了心臟病，再次開始練喜愛的劍道，這對維持健康非常有效。我想有很多人可能會擔心，患有嚴重心臟病而且裝著心臟節律器的人運動真的沒問題嗎？

根據美國心臟協會發表的研究，樂觀思考、抱持積極的態度，以及運動的心臟病病患，與沒有這樣做的心臟病患相比，顯得更健康，更長壽。

這是在丹麥醫院的協助下，調查了大約六百名缺血性心臟病患者所得到的結果，據說積極樂觀地生活，並且定期運動的病患，和不是這樣的病患比起來，要住院的風險和死亡的風險都比較低。〔出處〕

就算生了病、動了大手術也不悲觀，而是像宮坂醫生那樣，積極地運動身體，為了幫助別人而活，一直抱持著向前看的態度，這麼做對預防疾病復發與健康長壽是非常重要的。

看著宮坂醫生在劍道的練習中嚴厲斥責「不能這樣！」，卻又在休息時間內仔細、有條不紊地跟學生說明他們的缺點和需要改進的地方，可以感受到他為對方著想的深刻心意，以及他兼具剛毅與溫柔的的大器。

〔出處〕
"Heart disease patients with positive attitudes likely to exercise, live longer." American Heart Association, September 2013.

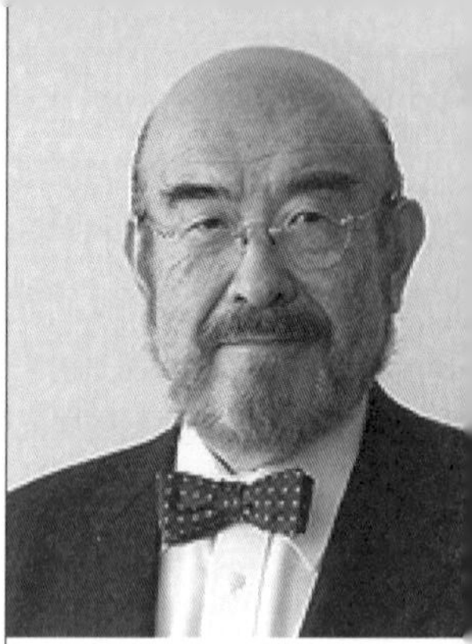

004

研究男性荷爾蒙的第一把交椅

熊本悅明

84歲

日本男性健康醫學會理事長　札幌醫科大學榮譽教授

Kumamoto Yoshiaki●1929年生。東京大學醫學院畢業。曾擔任東京大學講師（泌尿系統科學課程），到UCLA留學，之後擔任札幌醫科大學醫學院泌尿系統科學講座系主任。專業領域是男性醫學、泌尿科外科學、尿路生殖器感染症學。近作有《男人為何比女人短命？》（實業之日本社）。

養生訓

一、鍛練肌肉

二、不要失去幹勁

三、吃洋蔥和大蒜來增加活力！

靠肌力與荷爾蒙之力來維持年輕

即便超過八十歲，熊本悅明醫生還是充滿活力。他在半世紀前舉辦婚禮的相同地點，與四個孩子和七個孫子團聚，舉辦了盛大的金婚慶祝會。「我和妻子是相親認識的，她是個因滑雪而晒黑、很有精神氣勢的好女性，所以我馬上就喜歡上她了。」之後夫妻兩就一直感情融洽地攜手走過人生。

八十歲的時候，熊本醫生開始了促進成長荷爾蒙分泌的「加壓訓練」，每個星期訓練一次，一次一個小時，因此關節痛消失了，也再度開始了最喜歡的滑雪。

而且熊本醫生最近也開始了「北歐式健走」，兩手拿著健走杖，穿上感覺接近赤腳般舒適，被稱為「MBT」（Masai Barefoot Technology，馬賽族赤腳科技）的熱門

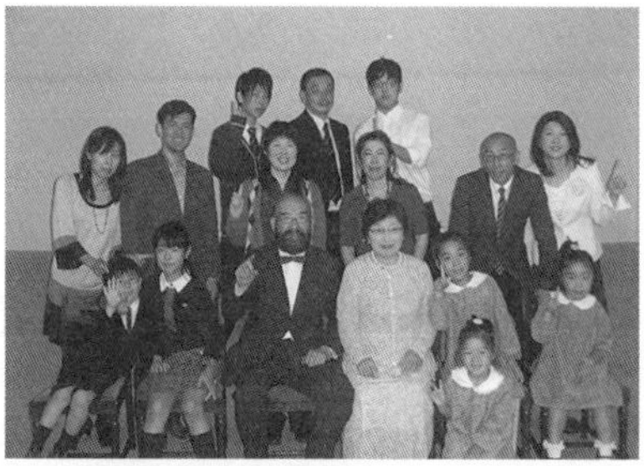

八十二歲時舉辦金婚慶祝會，得到四個和七個孫子的祝福。

鞋子，再背上後背包，去參加演講、研究發表會，或去為病患看診，全國跑透透。

「北歐式健走是以腳跟著地的方式跨大步走，所以會確實用到全身的肌肉，感覺就像做了很好的有氧運動，而健走杖還可以防止跌倒，所以很適合年長者。」熊本醫生一副非常喜愛的樣子。

非常喜歡說話、吃東西的熊本醫生，也很注重嘴巴的抗老化。

「在嘴裡裝入一種叫做『巴拉康達』的器具，可以鍛鍊嘴巴和臉部的肌肉，不僅可以活化腦部血流，連腳底都暖和了起來。」

在飲食方面也很注重，據說經常會攝取富含「蒜胺酸」成分的大蒜和洋蔥來提高荷爾蒙之力。

「不要剝皮，直接放入微波爐加熱，再切片即可，很簡單喔。為了將活力給予因荷爾蒙之力降低而失去幹勁的

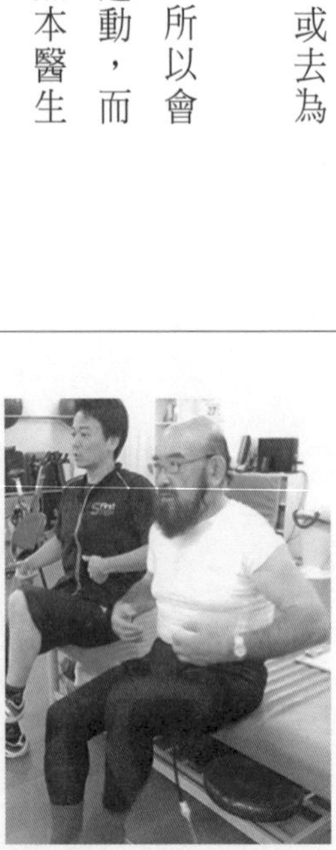

八十歲開始的加壓訓練，讓他克服了關節痛。

蒜胺酸

富含於大蒜裡，是可以讓血液清澈，優化抗氧化能力的成分。大蒜不要切，整顆沾上醋、油、醬油等，就可以吃了。

病患，我必須先讓自己保持在充滿幹勁的狀態！」他眼睛炯炯有神地說。有位更年期的男性病患說：「見過熊本醫生後，就會變得有精神。」我非常能體會他的心情，因為熊本醫生是可以讓人有精神的醫生。

他對各種醫學會上發表的最新研究報告都很有興趣，和年輕時沒什麼兩樣，看到好的事物就馬上嘗試……，真佩服他的行動力！

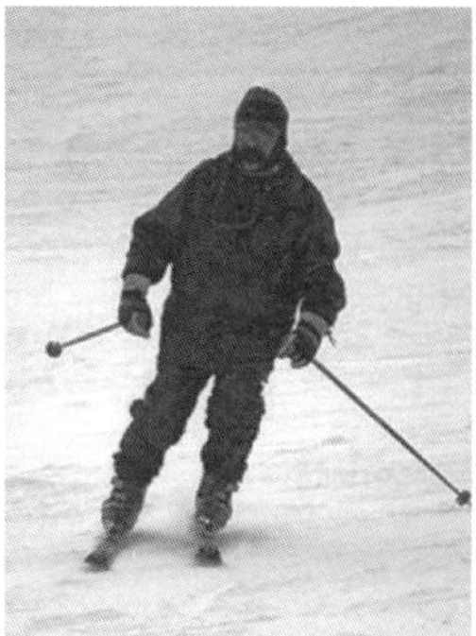

大學時開始喜歡滑雪，有2級的實力，常和愛妻一起在雪地上留下滑雪的痕跡，好浪漫！

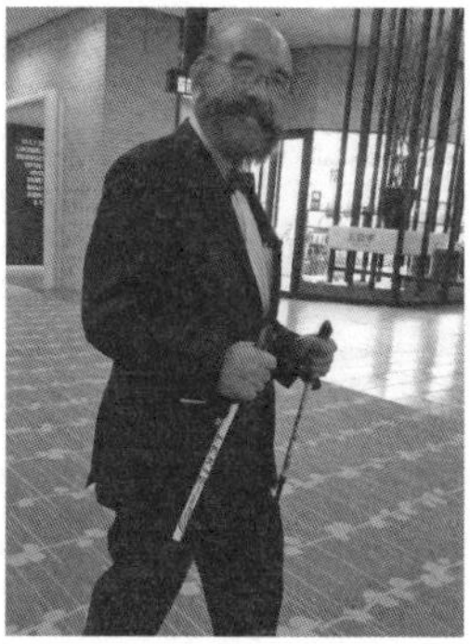

靠北歐式健走提升運動效果。

靠運動加強肌力，靠好的油脂提升活力

大家知道荷爾蒙的真面目嗎？事實上荷爾蒙的材料，不分男女都是「膽固醇」。所以如果因為怕膽固醇過高，而過著太極端的無油生活的話，荷爾蒙就會枯竭，所以要在不過度攝取卡路里的情況之下，適量攝取青背魚、橄欖油、酪梨油等對身體好的油脂。

大家知道肌肉的減少是個會影響壽命的大問題嗎？人過了四十歲，肌肉就會從二十歲的肌肉量高峰期（男性約為體重的34％，女性約為28％）開始減少，越沒有運動的人減少得越快，身體就會懶得動，變得容易疲倦。

美國密西根大學的研究清楚指出，反覆進行重量訓練、伏地挺身、深蹲等增加肌肉負擔的「阻力運動」和「肌力訓練」，就算是年長者，也可以增加肌肉量，提升

荷爾蒙的原料不分男女都是膽固醇！

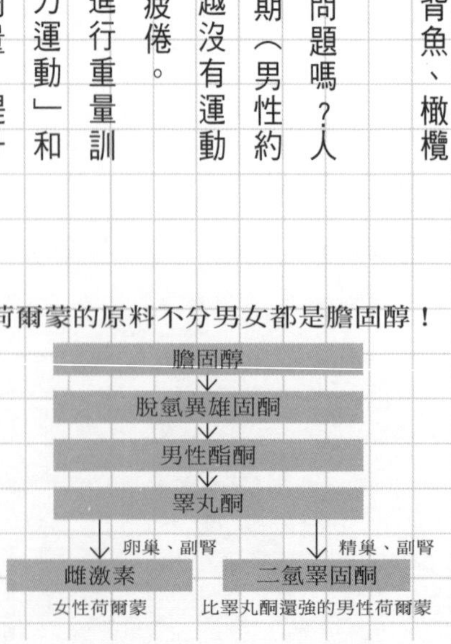

肌肉品質。〔出處〕

使用肌肉可以改善血液循環、燃燒脂肪，維持不易變胖的體質，還會進一步促進安定血糖值的物質分泌。肌肉減少的話，這些維持健康的機制就會消失，體型就會走樣、變成寒性體質、變胖或罹患糖尿病，也會增加絆倒和摔跤的風險，所以就算上了年紀，也要鍛鍊肌肉。

〔出處〕
"Resistance Exercise for the Aging Adult: Clinical Implications and Prescription Guidelines." The American Journal of Medicine, March 2011.

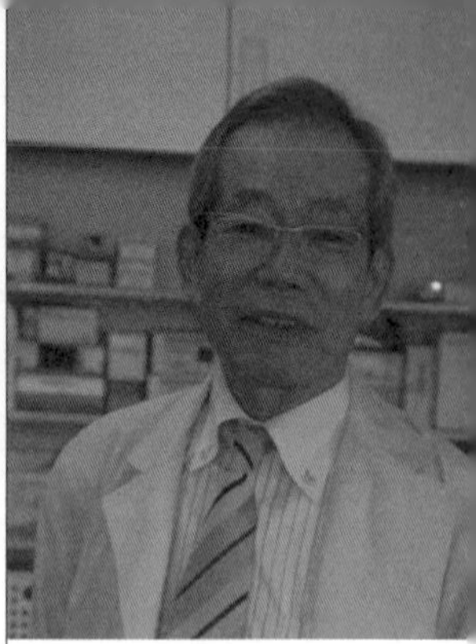

005

防晒和美肌研究的專家

市橋正光

再生未來診所院長　神戸大學榮譽教授

74歲

Ichihashi Masamitsu ● 1939年生。神戸大學醫學院畢業後，到倫敦大學留學。1992年擔任神戸大學醫學院皮膚科學教授，2003年擔任神戸大學榮譽教授，也擔任同志社大學客座教授。專業領域是皮膚老化與光老化的機制。也從事預防醫學和教育孩子免於紫外線傷害的活動。

養生訓

一、**享受不便**

二、**一直走一直走**

三、**別忘了防晒**

不管到了幾歲都要知道走路的幸福

皮膚科醫生中，市橋正光醫生是研究紫外線傷害的權威。星期一到星期五，幾乎每天通勤來回走七公里的路，週末會在自家附近的六甲山周圍登山健行二到三個小時。

「邊走邊看的所見所聞，全都很有趣。只要我還活著，就想靠自己的雙腳走，也因此萌生了要注意自己身體的心情。」市橋醫生現在雖然這麼說，可是在五十歲前，他一直覺得「走路是件浪費時間的事」，所以去哪裡都搭計程車。不過，受一對朋友夫妻邀約去六甲健走，讓他突然發現走路的幸福，於是從2003年開始到現在，每天都走路通勤。

「我的專業是因射紫外線而造成的肌膚老化，因為紫外線會增加斑點和皺紋，所以就算會繞遠路，我也會走遮

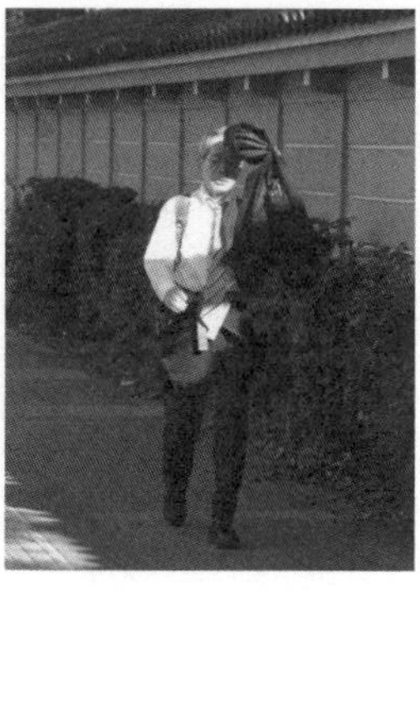

市橋醫生為了不被紫外線照到，在走路上下了很多功夫，院牆和籬笆都可以遮蔽，在沒有遮蔽時，西裝和夾克也可以取代陽傘。

蔽較多的路線，而且這樣感覺很像在和太陽玩捉迷藏，意外地有趣呢。」就像市橋醫生說的，他會選擇走在大樓之間，或是有長牆、籬笆等遮蔽的地方走，等紅綠燈時也會躲在路樹下，就像忍者一樣悉悉簌簌地走著。

「地下室是躲避太陽的絕佳場所，只要看到樓梯，就會覺得『太感謝了！』爬樓梯也可以用來鍛鍊肌肉，走路時以稍微出汗的速度進行，並留心跨大步，因為想保持一定的速度，所以不會搭電梯或手扶梯。」

為了不被絆倒，確實抬起大腿和腳尖，把背挺直走這點很重要，而且為了不讓肌力和柔軟度下降，平常就要利用深蹲和伸展來保養。

「我在爬樓梯時，會數階梯數，也會確實唸出標誌，並記起來，這樣就可以自然訓練腦力喔。」連預防腦力退化都考慮到了，真不簡單！

防曬的道具有帽子、太陽眼鏡、防曬乳，還有外套!?

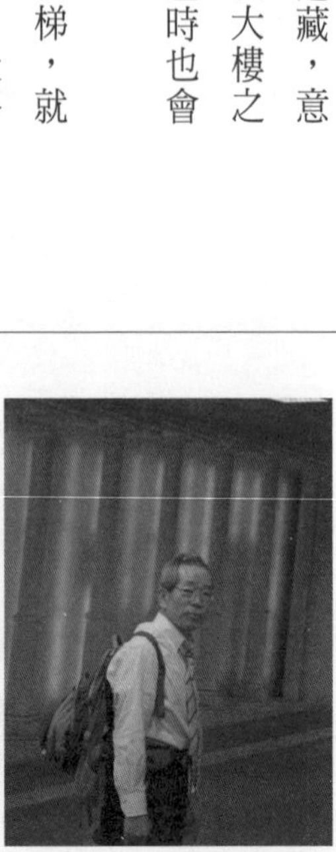

「我就像忍者一樣，專找有陰影的地方快步走，嘿，加油！」他真的走得很快，讓人追不上！

「帽子的帽緣建議要有七公分以上，而隨手帶著外套，也可以變成防晒的利器。」

市橋醫生沒有去健身房之類的地方，而是在日常生活中抽空走路，在出差時，還會用觀光客的心情把走路前往目的地排入行程。

「我還曾經從東京車站走到六本木，在凡事便利的社會裡，刻意選擇不方便並樂在其中，這是最大的奢侈！」市橋醫生笑著踏出走路的樂趣。

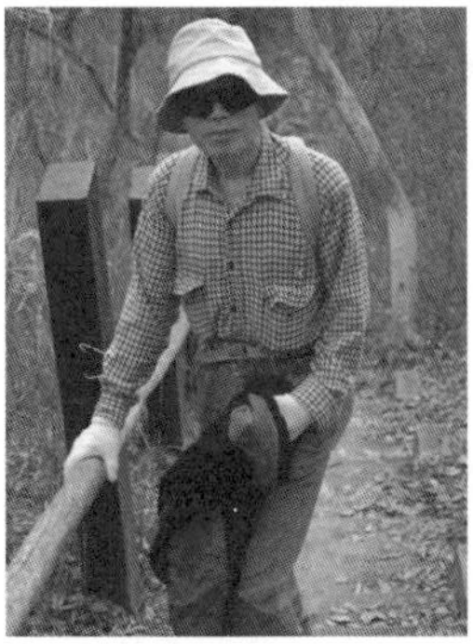

市橋醫生戴著帽子、太陽眼鏡，穿著長袖衣服，享受登山健行的樂趣。

預防失智症最有效的方法就是走路！

紫外線不僅是斑點、皺紋、肌膚鬆弛等皮膚老化的原因，還會讓免疫力下降、產生活性氧化物質、造成細胞和基因的傷害。

每年在美國俄亥俄州特溫斯堡舉辦的「雙胞胎節」，會對聚集而來的六十五對雙胞胎、一百三十人進行問卷調查並分析，發現年紀越大，體重越重的人，受到紫外線的傷害越大，其中抽菸也是加速肌膚老化的主要原因。所以要讓外表看起來年輕，最重要的就是禁菸、控制體重，然後像市橋醫生一樣做好萬全的防晒措施。〔出處①〕

美國匹茲堡大學的研究清楚指出，持續走路的年長者，腦部灰質部分較多，認知能力比較不容易衰退，這項研究是針對平均年齡七十三歲的二百九十九位健康人士進行長時間的調查，十三年後有一百一十六人被診斷出某些認知功能上的障礙。把這二百九十九人的走路時間由「經常走」到「不走」分成四類，經常走路的第一組年長者，他們的腦部和其他三組相比，額下回、海馬回、運動輔助區的灰質大約多出10%以上，陷入認知障礙的風險也低於50%。

研究者表示，這個結果顯示年長以後，腦部皮質就會萎縮退化，結果就增加失智症的風險，一天走一個小時，據說可以預防腦部萎縮和預防失智症。〔出處②〕

〔出處①〕
"A recent study of twins shows how environmental factors such as sun damage and smoking affect the aging of facial skin." Archives of Dermatology, December 2009.
〔出處②〕
"Physical activity predicts gray matter volume in late adulthood." Neurology, October 2010.

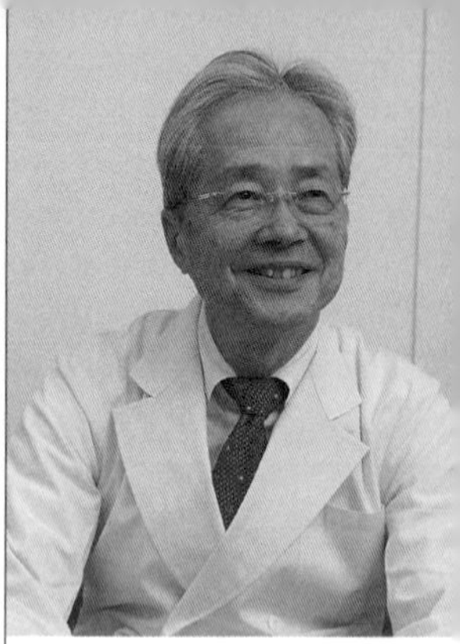

006

「能」和呼吸生理學的世界性權威

本間生夫

65歲

昭和大學榮譽教授　東京有明醫療大學副校長

Homma Ikuo ● 1948年生。東京慈惠會醫科大學畢業後，在該大學擔任助教，之後到瑞典卡羅林斯卡醫學研究所、烏普薩拉大學留學。1986年開始擔任昭和大學醫學院第二生理學教室教授，2013年開始擔任現職。專業是呼吸生理學、腦生理學。他用呼吸生理學對「能」的研究世界有名。

養生訓

一、**重視呼吸**

二、**接觸藝術**

三、**好的香氣**

靠安穩的心和呼吸保持健康

本間生夫醫生研究呼吸和腦、情感的關係，想把這個成果應用在疾病的治療和預防上，也經常到日本311大地震的受災地訪問。

他說：「感覺到不安或憤怒時，就會換氣過度，也就是加快了輕淺的呼吸，導致無法吸進足夠的氧氣，而感覺呼吸困難，只要把心安定下來並放輕鬆，呼吸就會加深，呼吸次數也會減少，呼吸困難就會消失。」本間醫生認為，只要利用這樣的機制，在感覺不安時，避免轉變為輕淺的呼吸，改以深呼吸就能放輕鬆。

另外，像肩頸痠痛或腰痛這種身體疼痛，和「肌肉僵硬」有關。

本間醫生解釋：「呼吸時，我們為了讓肺和腹部作

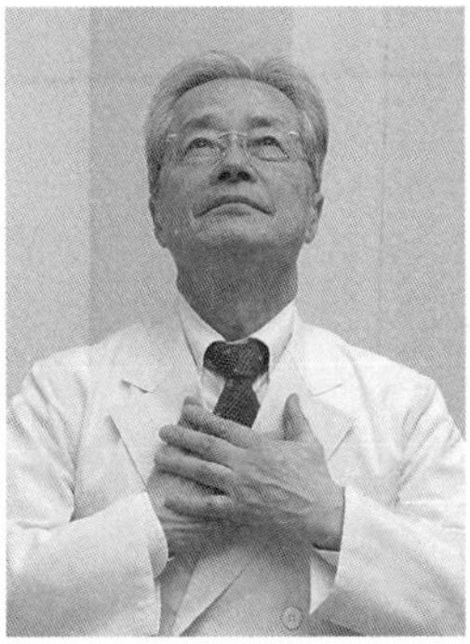

醫生一邊自己做動作，一邊用淺顯易懂的方式為大家解說「吸氣也需要重視」這件事！

用，會使用到很多肌肉，所以只要好好利用呼吸，就可以讓僵硬的肌肉放鬆，緩和肌肉痠痛。」於是他想出了「呼吸伸展體操」，在演講等場合指導讓身體保持柔軟、年輕的方法。

本間醫生的活躍表現可以用多才多藝來形容，他在長年研究呼吸和心的關係同時，也因興趣而開始學習「能」，而且還想「透過『能』來表現呼吸之美！」自己創作了能劇《溫蒂妮》（Ondine），在國立能樂堂、京都高台寺等地演出。

「日本的傳統藝術與呼吸有著深切的關係，觀看能劇，會讓身心都感受到呼吸之美，而產生想要挑戰新能劇的欲望。」

此外，他還研究精油、音樂與呼吸的關係，當我們聞到好聞的香氣時，會加深呼吸，但聞到討厭的味道時，甚至會停止呼吸，香氣與呼吸有很深的關連。

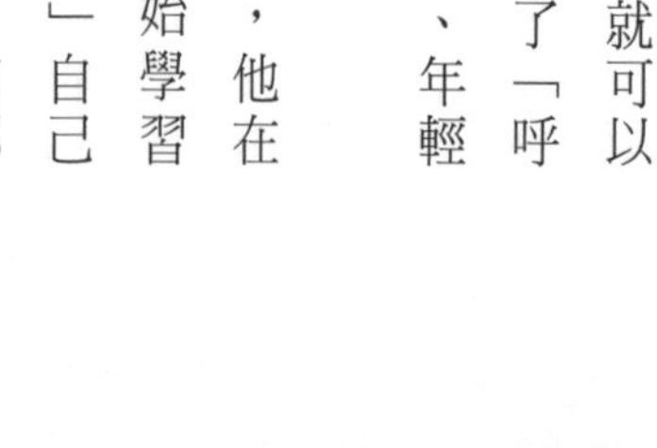

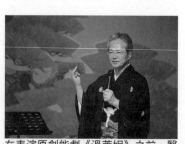

在表演原創能劇《溫蒂妮》之前，醫生穿著和服演講，非常合適！

照片提供／竹下光士

為了帶有不安的孩子們，以及無法安眠的女性，本間醫生還開發了稱為「擁抱好夢的米妮」玩偶，以五秒一次、人們覺得最舒服的呼吸頻率來鼓脹肚皮。

「把這個玩偶免費送給受災地區的小朋友，大家都很喜歡。只要能讓每個帶著不安的人都能安心呼吸的話，我自己也會變得有精神。剩下的，只要有美食、美酒和夥伴，就算再忙碌也可以平常以對！」他用溫柔的笑臉說著。

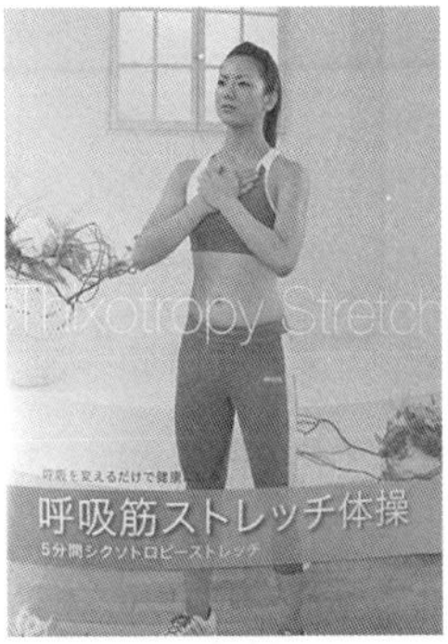

本間醫生所發想的《呼吸伸展體操》DVD，內容從呼吸開始，到藝術、精油、音樂等，展現本間的廣闊世界。

簡單的伸展讓呼吸更輕鬆

如果不能呼吸我們就沒有辦法活著，為了把活著所必需的氧氣帶入血液之中，並把不需要的二氧化碳排出，肺的功能非常重要，不過肺不像心臟可以自主運作，因此，必須依靠二十多條圍繞著肺的肌肉來互相協調才能完成呼吸。

本間醫生把與呼吸有關的肌肉稱為「呼吸肌肉」，為了讓呼吸肌肉能夠確實運作，平常就該做些伸展，所以他設計了一套運動，讓人在感到緊張或不安時，不會因為肌肉收縮，破壞了肌肉的協調性而讓人感到呼吸困難。

呼吸肌肉包含吸氣時會用到脖子和胸部周圍的「吸氣肌肉」，和吐氣時用到胸部下側和腹部的「吐氣肌肉」，例如，只要聳肩、轉頭、兩臂向上伸展讓背挺直，呼吸不順就會消失，變得可以舒適地呼吸，因此消除不安，感到好心情而轉換心情，舒服地睡著。

本間醫生在2011年出版了名為《只是改變呼吸，就能變健康》（講談社＋α新書）的書，集他自身研究之大成而寫成，造成了廣大的話題。雖然呼吸的重要性已經在各項研究成果中發表過，不過本間醫生的年輕與不知疲憊的活躍也成為重要的證據之一。

呼吸的種類

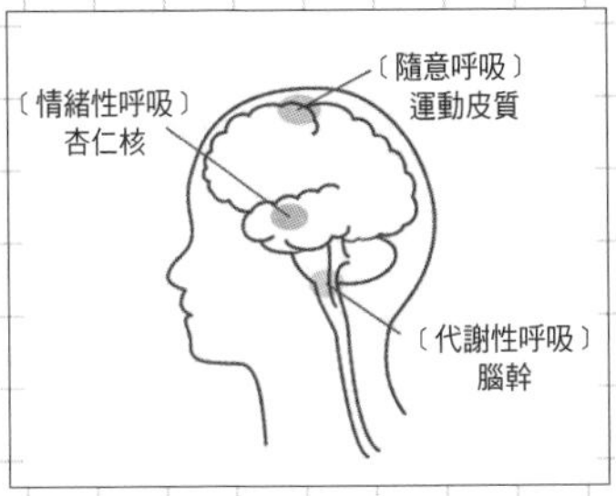

我們的呼吸分為無意識進行的「代謝性呼吸」，與有意識控制的「隨意呼吸」，以及針對不安和討厭味道而反應的「情緒性呼吸」，分別由腦中不同的部位所控制。

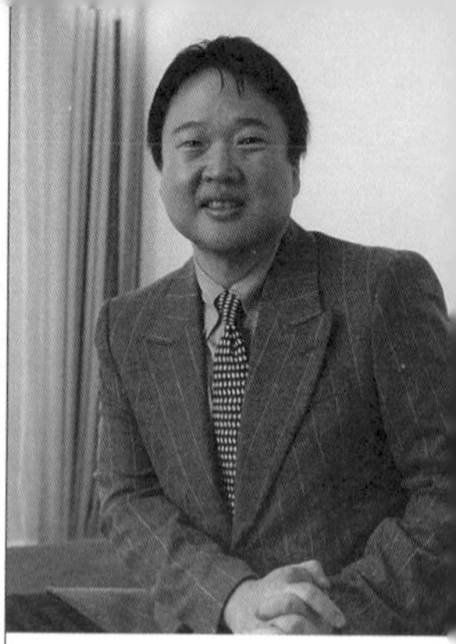

007

動脈硬化研究的年輕領袖

森下龍一

51歲

大阪大學醫學系研究所研究科臨床基因治療學教授

Morisita Ryuichi●1962年生。1987年大阪大學醫學院畢業。先後擔任史丹佛大學循環系統科研究員、客座講師、大阪大學醫學院助理教授，2003年開始擔任現職。專業是循環系統、基因治療、動脈硬化。內閣府規制改革會議委員、內閣官房健康、醫療戰略推進本部戰略參謀。

養生訓

一、**克服討厭運動**

二、**挑戰新事物**

三、**感受「美味」幸福的飲食**

靠加壓訓練減肥

森下龍一醫生在基因檢查時也被判定為容易肥胖的體質，所以他成為非常熟知減肥資訊的醫生。「我是了解肥胖者感受的醫生喔，從小我就挑戰各種不同的減肥方法，但是都失敗了，所以學到了『強求也沒用』的道理，之後找到適合自己生活和個性的減肥方法，才終於有了成效。」

森下醫生是位極度的美食家，他說享用美食就是活著的意義。

「開始減肥的當下，刻意只吃八分飽，接著嘗試用按摩等方法來去除身上的脂肪。運動？嗯，以前超討厭的……。」

森下醫生也曾經去過健身房，不過因為自己肥胖的體

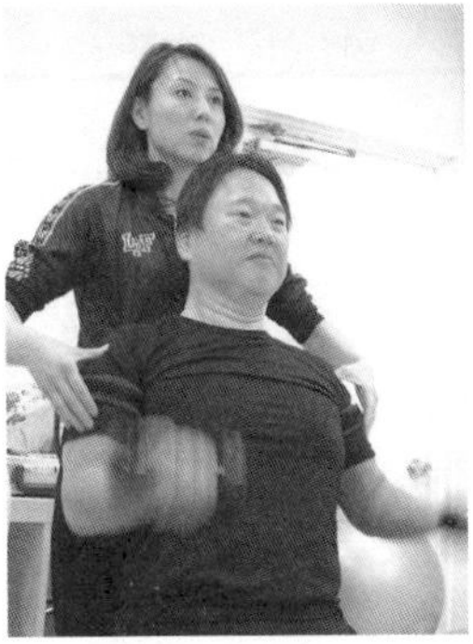

森下醫生克服討厭運動，開始進行加壓訓練，減肥成功。

型而感到自卑，很在意別人的眼光，於是就沒去了。

「因為我專門研究動脈硬化，所以可以想像肥胖體型者的血管當中，因為血塊等汙穢血液而造成血流不順、容易阻塞的狀態。所以也很害怕突然運動的話，會對心臟和血管帶來很大的負擔。」

森下醫生後來嘗試吃了一種即使吃東西也不容易吸收脂肪的藥，「雖然有瘦了一點，卻無法持久。」

因此，迫於無奈，只好在默默執行飲食八分飽的時候，因為體重開始稍微下降，身體變輕，而有了稍微運動一下的心情。

「因為減肥開始變得有趣，所以討厭運動的我，為了想要有更好的效果，就開始有了運動的興趣。」

馬上開始的是經由朋友介紹得知的「加壓訓練」，因為森下醫生的周圍有很多持續進行加壓訓練的人，所以也讓他有了幹勁。

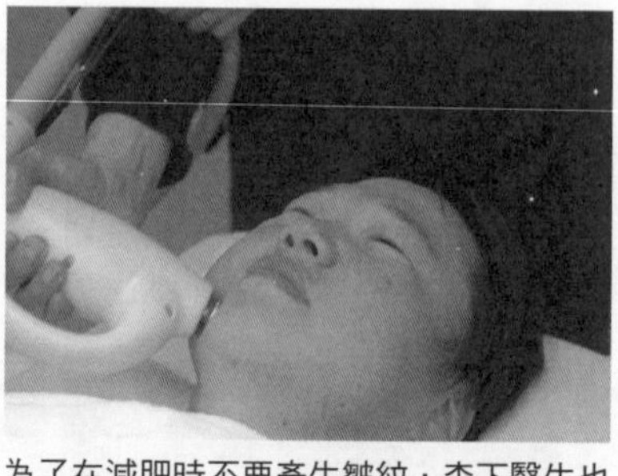

為了在減肥時不要產生皺紋，森下醫生也會去男士沙龍仔細保養。

他笑容滿面的說：「一個星期接受一次一對一的加壓訓練，也不用在意別人的眼光，感覺短時間內就可以獲得比嚴格肌肉訓練還要好的效果，非常適合我。」還像卜派一樣秀出練得很結實的上臂肌肉。

「流汗之後吃的東西會更加美味！但是不會吃過飽喔，很不可思議，只要知道適合自己的分量，身體感覺到美味、愉悅，就不會吃、喝過多，這是我年過五十歲才終於了解的道理。」

這是森下醫生花了五十年才學會的減肥奧祕，大家請務必參考看看。

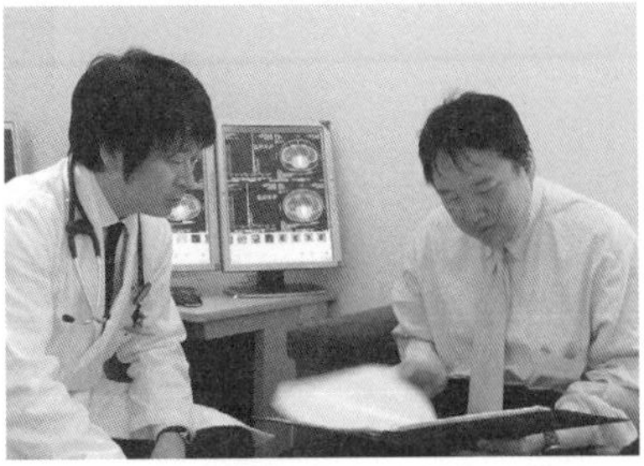

森下醫生很仔細指導晚輩橋彌尚孝醫生關於減肥的事。

不要輸給孤獨和自卑感

只要胖過一次，就很難瘦下去，美國佛羅里達州立大學的研究指出，只要肥胖的人曾遭受過「體重歧視（胖子歧視）」，也就是說曾因肥胖而有受到歧視的經驗，之後幾年也還是會維持肥胖的狀態而無法瘦下來。這項研究分別於2006年和2010年調查了六千一百五十七人的BMI值，與是否有遭受體重歧視的經驗，結果發現在調查開始時處於肥胖狀態，而且有受到歧視的人，四年後還是維持肥胖的比例高出三倍。由此可知，因體重而受到歧視並不會讓人有發憤圖強減肥的動機，反而會提高維持肥胖的風險。〔出處①〕

哈佛大學的研究顯示，一天做大約三十分鐘的肌肉訓練，一週五次，與完全沒做肌肉訓練的人相比，得到糖尿

病的風險會降低34%。〔出處②〕

芝加哥大學的調查顯示，步入五十歲以上的中高齡後，總是抱有孤獨感的人，四年後得到高血壓的狀況非常多，就像抽菸和過食一樣，孤獨感也會成為危害健康的威脅。像森下醫生這樣圍繞在朋友之間，過著社交生活，似乎才是長壽的祕訣。〔出處③〕

〔出處①〕
"Perceived Weight Discrimination and Obesity." PLoS ONE, 2013.
〔出處②〕
"A Prospective Study of Weight Training and Risk of Type 2 Diabetes." Archives of Internal Medicine, 2012.
〔出處③〕
"Loneliness predicts increased blood pressure: 5-year cross-lagged analyses in middle-aged and older adults." Psychology and Aging, 2010.

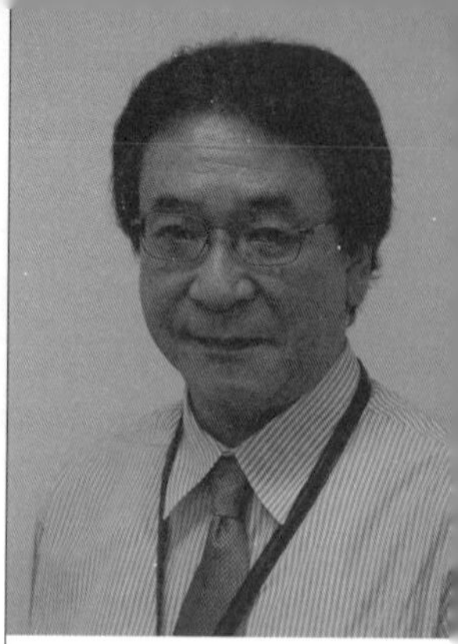

008

熟知呼吸機制的名醫

桑平一郎

59 歲

東海大學醫學院呼吸系統內科學教授
附屬東京醫院　呼吸、循環系統中心主任

Kuwahira Ichiro ● 1954 年生。東海大學研究所醫學研究科博士課程修畢。專業領域是呼吸系統內科學、呼吸生理學、環境生理學。編著作品有《呼吸的小知識 1 &2》（中外醫學社）等。對各種生物的呼吸機制、環境適應及進化等有很深的造詣。

養生訓

一、**早晚的伸展**

二、**品質良好的食材**

三、**靠藝術欣賞來轉換心情**

靠自創的伸展維持健康

「能夠舒適地呼吸是健康的基本，為此，就要舒緩緊張、放輕鬆，而巧妙轉換心情也很重要。」這麼說著的桑平一郎醫生，因為需要長時間坐在電腦前，所以把每天早晚的伸展放在心上。

「我以前也會去游泳，不過現在沒時間……所以最近大多只能在坐辦公室的空檔伸展、扭動身體，雖是自創的動作，不過就是這樣做些伸展。」轉轉脖子、聳聳肩，把膝蓋伸直屈體向前彎……只是坐在椅子上伸展也能稍微放鬆身體，讓頭腦清醒，再度集中精神工作。

醫生為了轉換心情，會在忙碌中抽空去看四季劇團的華麗音樂劇，或聽古典樂與爵士樂的音樂會，呼吸和平常醫院與研究生活完全不同的空氣，來作為良性刺激。

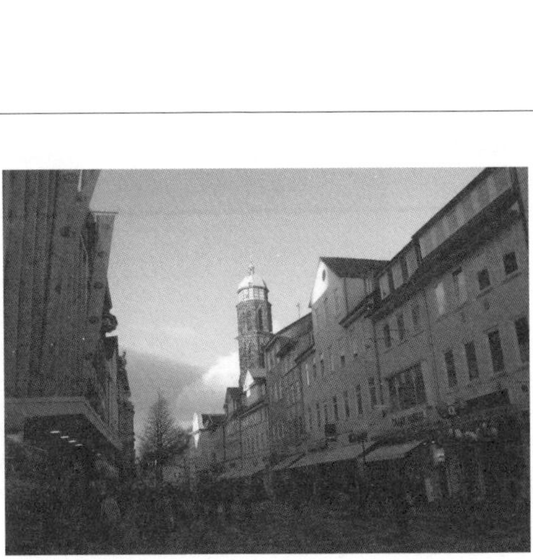

這是德國哥廷根的晚霞，這裡有桑平醫生留學兩年的馬克斯普朗克研究所，似乎喚起了他年輕歲月的回憶。

他雀躍地說：「因為私底下也沒時間去旅行，所以會趁出席外地或國外醫學會時，撥出一些帶有旅行氛圍的時間，去逛逛美術館，或享受走在街上的樂趣。前不久也是因研討會的關係前往弘前，才偶然看到睡魔祭，被那美麗給感動。」

去歐洲參加會議時，會前往以前留學的德國，與恩師和朋友見面，忘卻日本緊張壓迫的氣氛。

在家如果有時間的話，桑平醫生就會出去散步，期待著可以看到附近突然出現的貓咪。「看著貓咪自由又善變的行動，很愉快呢，讓人有點羨慕貓咪（笑）。」

在飲食生活上，桑平醫生雖然也喜歡和好朋友在美味餐廳裡，一邊享用葡萄酒一邊吃飯，但平常其實很講究新鮮的當季食材，也會從外地採買。

「因為有親戚在經營販售優質食材的店，所以每個星期都會從那送來一次新鮮的蔬菜，從那之後，本來有點高

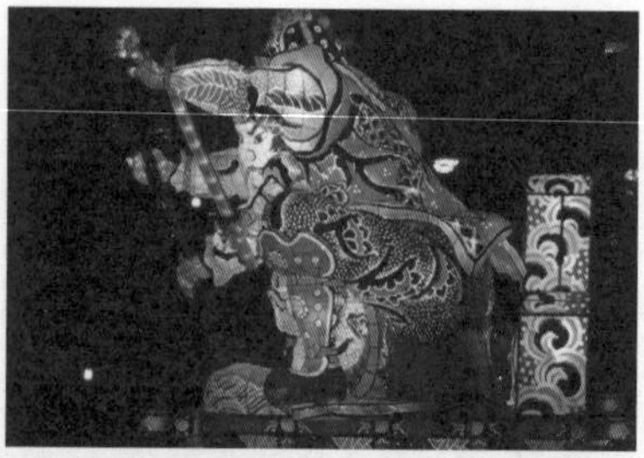

在弘前參加會議而遇上了睡魔祭，就像偶然抽中獎品一樣開心。

的膽固醇就變正常了，果然飲食非常重要呢！」

讓身體愉悅的美味飲食、與朋友的交心對話、在日常生活之外的藝術世界裡轉換心情……美好時刻可以孕育健康。

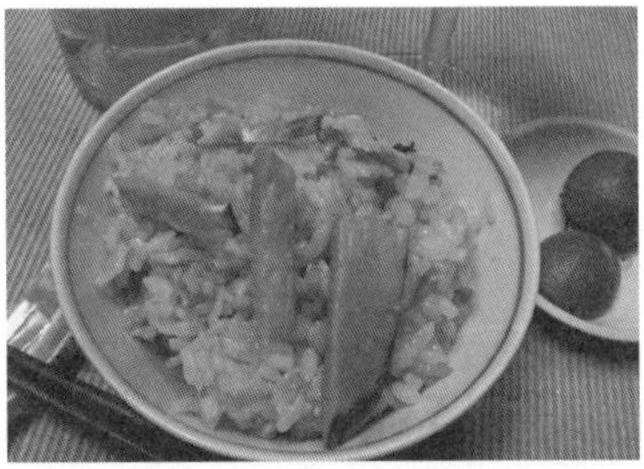

享受當令食材也是一種健康法，秋季之味的松茸做成松茸飯或是炭烤都很好吃。

身體柔軟的話，血管也會變年輕！

桑平醫生每天早晚都會做自創的伸展運動，日本的國立健康營養研究所等研究指出，一旦身體失去柔軟性的話，就會加速動脈硬化。

這是以五百二十六位成人為對象，請他們坐著，兩腳伸直，身體往前彎，身體越柔軟，越能向前彎曲的人，被稱為動脈硬化指標的「脈波傳導速度（PWV，從心臟送出的血液到達手腕和腳踝的速度）」越慢，就表示血管很軟，沒有動脈硬化的現象。所以大家一定要做些有放鬆效果、又很簡單的伸展運動，才能保持年輕的血管，預防腦中風和心肌梗塞。〔出處①〕

瑞士蘇黎世大學的研究顯示，有受過訓練，能讓好奇心、感謝的心情、樂觀、幽默、熱情高漲的人，和沒有受

過這樣訓練的人相比，會過著比較好的人生，滿意度也會比較高。〔出處②〕

像桑平醫生這樣，對自己研究的呼吸機制抱持著熱情和好奇心的話，會提高幸福的程度，感受到通往良好人生的充實感。

大家如果覺得自己的熱情或好奇心低落，或是找不到自己喜歡的東西時，試著想起自己小時候所熱衷的事物，再次重新開始如何？

〔出處①〕
"Poor trunk flexibility is associated with arterial stiffening." American Journal of Physiology; Heart and Circulatory Physiology, October 2009.
〔出處②〕
"Training character strengths makes you happy." University of Zurich, June 2012.

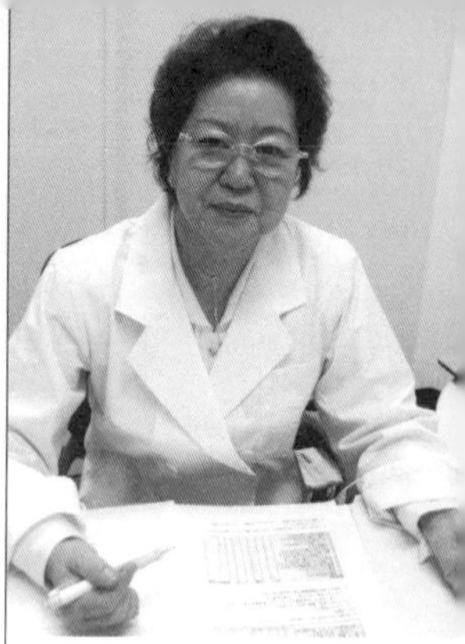

009

腦、神經、內分泌的名醫

田中富久子

田中診所橫濱公園院長　橫濱市立大學榮譽教授

73歲

Tanaka Fukuko ● 1940年生。橫濱市立大學醫學院畢業後，在該大學醫學院擔任生理學助手、助理、講師、助理教授，後來又到美國留學後，於1985年擔任教授。專業領域為腦科學、神經內分泌學、生殖生理學，在關於腦的性別差異上是第一把交椅。著有《女性的腦、男性的腦》（NHK出版）等。

養生訓

一、**飯後稍微運動**

二、**和夥伴與朋友的交流**

三、**永遠站在第一線**

飯後稍微運動，預防高血糖

過了七十一歲才自己開診所的田中富久子醫生，被同為醫生的同學說：「很快就可以開業了喔」，可是聽說準備工作的辛勞非常累人。

「不過九十四歲高齡的媽媽非常替我高興……，她給我祝福說：『富久子從以前開始就是個努力不懈的人，現在真的是努力有成果了！』我想在我進入醫學院以後，她果然還是希望我能當醫生吧，這樣我總算是對她盡孝了。」

新的診所是以更年期女性和生活習慣疾病的門診為主，不管男女都可以輕鬆就診，就像在自己家裡的感覺一樣。

田中醫生很在意會不會得到糖尿病，所以為了控制血

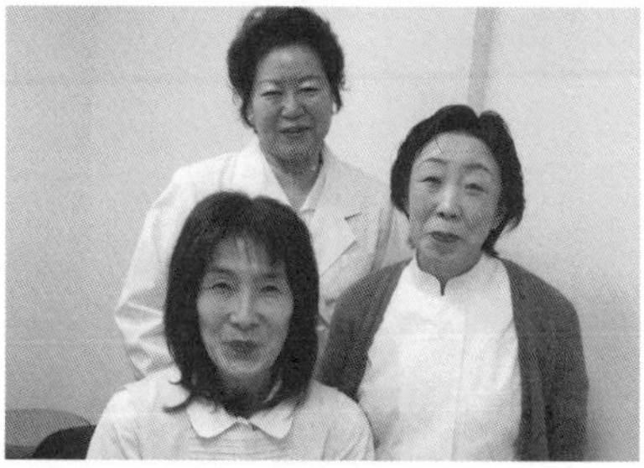

和診所的同事們一起展現笑容。

糖值，她把一天的飲食總卡路里控制在一千四百四十卡以內，不過她很喜歡的啤酒和葡萄酒，並沒有列入卡路里計算當中，所以會稍微喝一點的樣子……。不過吃完飯以後血糖值會上升，所以飯後會一邊看電視一邊在跑步機上走十分鐘。只是這樣的運動，就可以讓血糖值降回平常值，她自己也會檢查血液確認，真不簡單！

她由衷開心地說：「什麼都用科學分析，然後去驗證正不正確，這已變成我的癖好了，不過，這會讓我感到很興奮。」

田中醫生會成為醫生的緣由，是因為她父親是到巴布新幾內亞參戰的職業軍人，戰後也有一段時間沒有回家，那時她的母親常常一邊說著「就算是女生也一定要有一技之長」，一邊做著裁縫的家庭代工，再加上小時候的避難地點是充滿自然的長野縣上田市，她在那裏接觸到植物、昆蟲和小動物們，就想從事跟生命有關的工作。

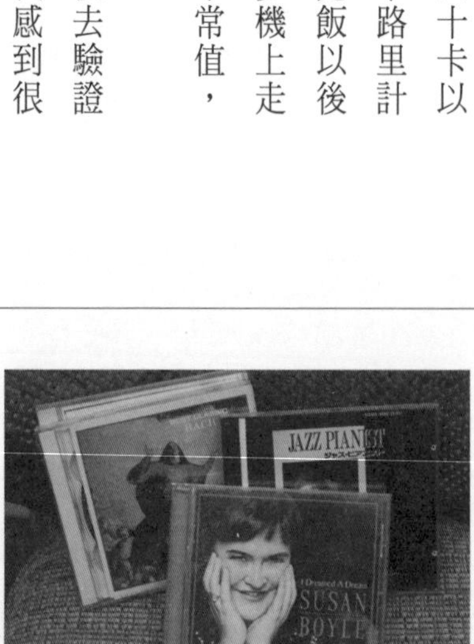

診所內播放的音樂 CD 是田中醫生自己挑選的。

田中醫生是對年紀增長適應良好的女性，憑著探究運動、飲食及健康的心，以及補充微量荷爾蒙的療法，他的骨質密度和體型都維持得不輸給四十幾歲的人。無論是作為研究員、醫生，還是母親或女性，都很有經驗，雖然努力維持著年輕和健康，但她卻帥氣地輕描淡寫地說：「只是很容易熱衷於事物的個性罷了！」好瀟灑。

「我以前就喜歡畫畫，雖然想要學，可是都抽不出時間來，所以沒法實現。未來我一定要請成為畫家的同學教我，想像自己面對著畫板的模樣。」

有夢最美！

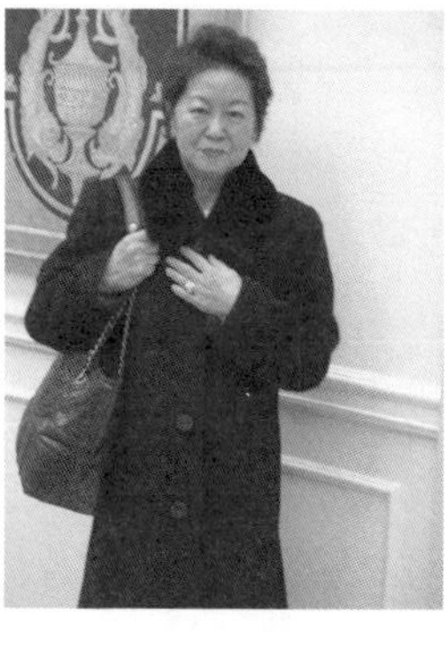

田中醫生的體型就像四十幾歲時的樣子，幾乎沒什麼改變，以前的外套和洋裝都還穿得下，維持體型就是保持年輕的祕訣。

飯後走十五分鐘

田中醫生很在意血糖值的升高，所以自己在試了很多方法並分析身體數據後，決定要在飯後用跑步機走十分鐘左右，於是血糖值就下降變得穩定了。在日本，從以前就認為飯後應該要好好休息，所以到底怎麼做比較好呢？

讓糖尿病惡化的原因是血糖值的升高，美國喬治華盛頓大學的研究指出，飯後走十五分鐘能有效改善高血糖值。這對血糖值偏高的年長者也適用，在飯後走路可以在經過四十八小時後，依然抑制血糖值的上升，這已經得到證明。果然田中醫生自身實踐證實的飯後走路效果，在國際上也已經獲得認可。〔出處①〕

在意血糖值偏高的人可以在早、中、晚的三餐後走大約十分鐘，只要這樣，就可以針對預防糖尿病發揮很大的效果。

大家都說更年期後的女性很難瘦下來，不過美國的研究指出，只要按照專家指導的健康飲食生活，減少攝取點心與含糖飲料等，養成多攝取蔬菜和水果的飲食習慣，維持這樣的生活四年，體重就不怎麼會增加。不要怪罪年齡而放棄控制體重，用心注意飲食健康，只要持續就會有效果！〔出處②〕

〔出處①〕
"Moderate-intensity walking timed just right might help protect against Type 2 diabetes." George Washington University School of Public Health and Health Services, June 2013.
〔出處②〕
"Short- and Long-Term Eating Habit Modification Predicts Weight Change in Overweight, Postmenopausal Women: Results from the WOMAN Study." Journal of the Academy of Nutrition and Dietetics, 2012.

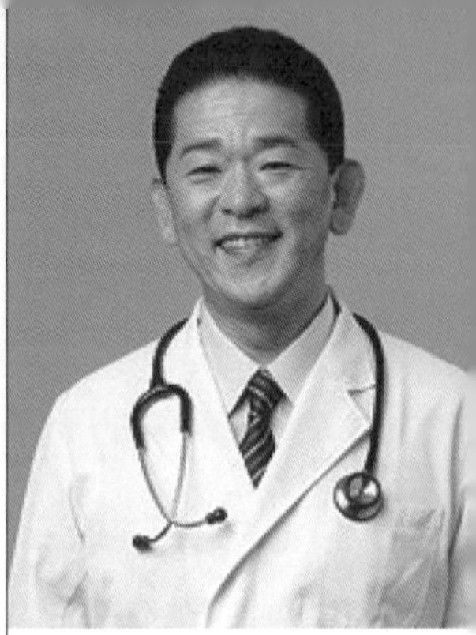

010

靠運動讓日本充滿活力的議員醫生！

小松裕

眾議院議員　內科醫生

52歲

Komatsu Yutaka●1961年生。信州大學醫學院畢業後，先後擔任日赤醫療中心住院醫生、JR東京綜合醫院消化系統內科主任、東京大學醫學院消化系統內科助理、國立運動科學中心運動診所所長，於2011年第一次當選眾議院議員（自民黨長野1區）。專業領域是消化系統內視鏡學、運動醫學。

養生訓

一、**每天都認真戰鬥**

二、**帶著笑容行動**

三、**從有精神的人那裡獲得到活力**

活動身體，傳遞笑容

父親是開業醫生，小松裕醫生看著這樣的父親背影長大，年輕時又熱衷於運動，所以對運動員的健康管理產生了興趣，遂以作為運動醫生的先驅之姿而活躍，他為了管理知名運動選手的身體狀態，隨同他們遠征海外多次奧運、世界盃以及國際資格賽等，累計超過四十次以上。

小松醫生說：「選手們雖然看起來很堅強的樣子，但是面對奪牌的壓力，還是會有肚子痛、失眠、食慾不振等身體狀況出現。此時，為了成為一位能與他們無話不談的醫生，就需要永遠保持笑容，讓他們對我敞開心胸。」

為此，小松醫生捨棄醫生的自豪而澈底扮演「丑角」，當體操選手感到緊張時，就故意展現自己僵硬的身體，或坐在選手旁張開根本劈不開的雙腿搞笑，挑戰女子

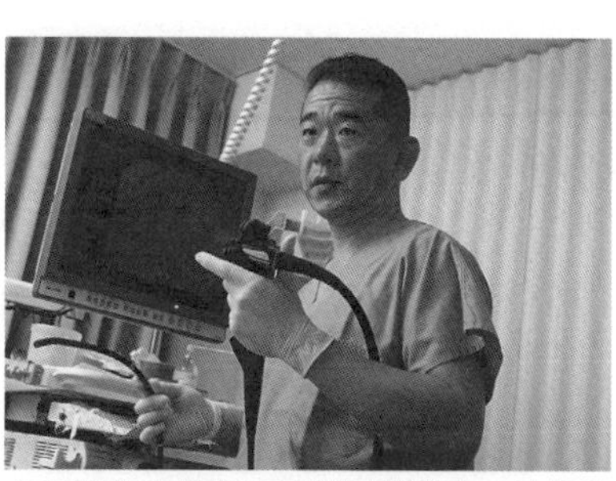

小松醫生表情認真地做胃鏡檢查，就像換了一個人似的，他在醫學會裡其實以胃鏡檢查的高超技術而聞名。

壘球的守備練習時，則讓球從跨下溜過，有時也讓角力選手壓倒……。

「只要我像卓別林那樣失敗、陷入苦戰，選手們就會大笑而感到開心，瞬間就會從壓力中釋放，當我看到選手們放鬆後的笑容，自己也會獲得再努力的能量，笑容也許比任何藥物來得有療效呢。」

然後在2011年，他踏進了夢想中的政治之路，成為眾議院議員的參選人，並漂亮地勝選，他為了用運動給日本帶來元氣，從早晨不停工作到深夜，而且為了深入中心的長野1區傾聽每個人的聲音，他會在週末進入選區，一個人站在街角演說，也會出席那區的活動和演講，和大家深入交流。

就連一直忍耐的腰痛惡化，接受了椎間盤突出的手術時，他也熱情滿滿地說著：「雖然長時間的手術很痛，但我想『我是男人！怎麼可以哭！』就忍耐了下來，也

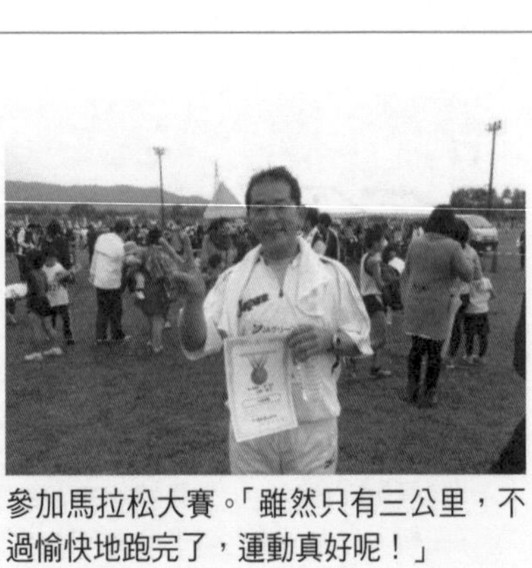

參加馬拉松大賽。「雖然只有三公里，不過愉快地跑完了，運動真好呢！」

因為這樣，我才能成長為一個了解病痛的好醫生喔！就算我自己再累再苦，也要用笑容為大家帶來活力……抱持這樣的心情是我精力的泉源，從今以後我也會精力充沛地工作喔。」

2020年的奧運已經決定在東京舉辦，屆時小松醫生的笑容力量將會傳遞到全世界吧。

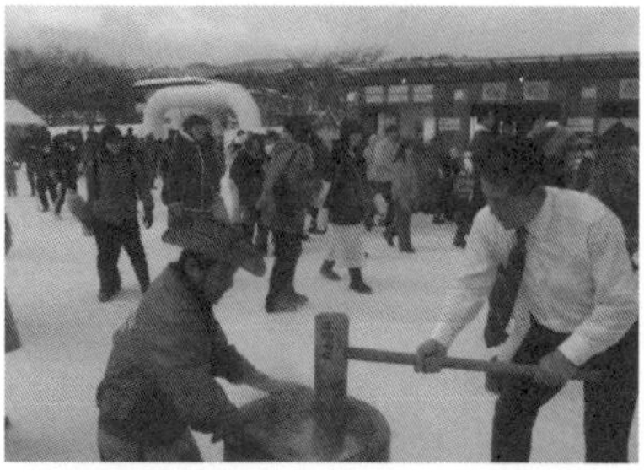

「想要讓大家笑著說真好吃」，小松醫生連搗麻糬都很認真。

笑容和運動比吃藥更有效

有很多人只要一生病，就會猶豫不想動，或是放棄喜歡的運動。

在英國分析了過去涵蓋大約三十四萬人的三百零五件實驗結果，發現運動具有和藥物治療同等的治療效果，並於世界知名的醫學雜誌《BMJ英國醫學期刊》上發表。具體來說，在冠狀動脈心臟病患者的復發預防與腦中風患者的復健治療上，運動特別能夠取得比吃藥更好的治療效果。〔出處①〕

把運動當作治療的一環，對於有些疾病的治療會更有效果，所以不要自以為「我不能運動」而放棄運動，和醫生商量看看吧。

小松醫生為了能讓緊張的選手重新展現笑容並放輕鬆

而努力。

以澳洲高齡失智症患者為對象所進行的「微笑研究」，是與笑的治療效果有關的研究，其中在照護高齡失智症患者的設施裡，接受幽默醫生逗人發笑的治療和活動之後，高齡失智症患者的徘徊和攻擊性言語會減少大約20%，且抗精神病藥的使用也減少了。〔出處②〕

看來把笑納入治療的「幽默療法」，今後也會為我們帶來很大的成果。

〔出處①〕
"Exercise 'potentially as effective' as many drugs for common diseases."
BMJ-British Medical Journal, October 2013.
〔出處②〕
"Humor as effective as medication in treating agitation in dementia."
University of New South Wales, September 2011.

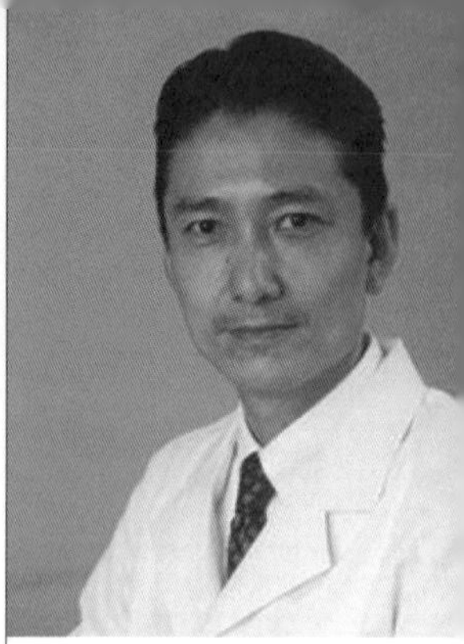

011

心臟掃描診斷的先驅

寺島正浩

心臟掃描診所飯田橋院長

44歲

Terashima Masahiro●1969年生。神戶大學醫學院畢業後，曾任史丹佛大學循環系統內科研究員，在國立循環系統疾病中心工作，之後再次到美國，擔任史丹佛大學循環系統內科指導員，2009年開始擔任現職。專業領域是心臟掃描診斷，特別是心臟MRI、分子影像。

養生訓

一、**把握早晨**

二、**慢跑三十分鐘左右**

三、**為病患盡心盡力的熱忱**

建議當早起的鳥兒

寺島醫生是清晨四點就會醒來的超級早鳥，其祕訣就在於讓他自己沈溺的世界第一美味咖啡。

「醒來時只要想到『好，來喝杯美味的咖啡吧！』就可把瞌睡蟲全部趕跑。我會從研磨的步驟開始，用咖啡研磨機把進口咖啡豆磨成粉，享受磨豆的聲音與褐色水滴慢慢滴下來時的香氣，最後再品嘗極致的味道。」

早上六點寺島醫生會去健身房做些有氧運動和輕微的肌肉訓練。

「為了不要受傷，而且不管到幾歲都可以開心運動，所以要維持適度的肌肉。當健身房休息時，我會慢跑三十分鐘左右，這樣程度的運動不僅不會給心臟帶來負擔，也不會影響到之後的行程。」

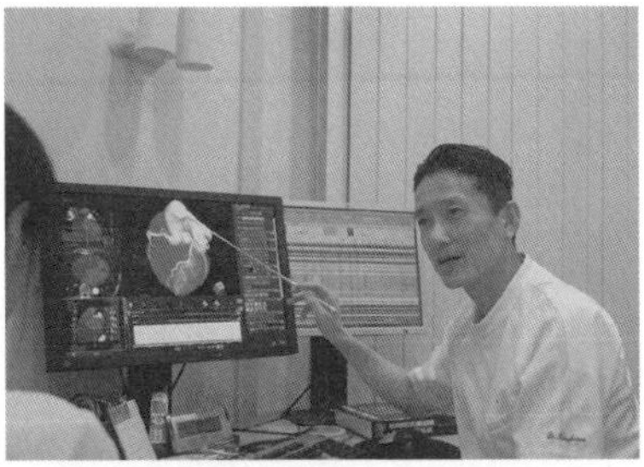

有些不易發現的心臟異常或疾病，只要經過寺島醫生的詳細說明和 3D 影像，就可清楚了解。

寺島醫生說，心臟病缺乏自覺症狀，很多都是某天突然發作，所以三十五歲以上，有高血壓、高血糖、脂質代謝異常及肥胖等傾向的人，還有抽菸或做馬拉松這種長時間劇烈運動的人，一定要做一次心臟掃描的檢查。

「就算只有少一個人，我也希望能減少因心臟病而突然過世的患者，為此，就要把病患自己的心臟狀況透過視覺化，跟他們說明『因為是這樣的血管狀況，所以我們來治療吧』，並請他們重新審視自己的飲食和運動狀況……。這樣不僅比較有說服力，病患也會比較認真接受治療。」而且寺島醫生還開設了前所未聞的診所，引進最先進的MRI和CT等，用3D影像來為病患的心臟做診斷和治療。

據說還有趁自己生日來做檢查而偶然發現疾病撿回一命的患者。能看到病患和家屬安心的笑容，對醫生來說，是比什麼都還要重要的健康泉源。

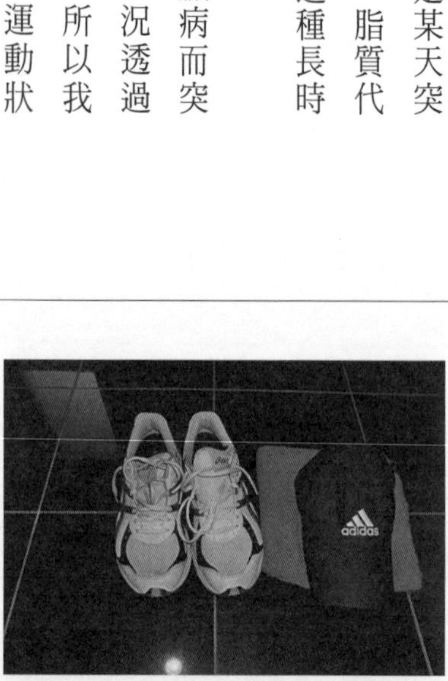

為了有效利用時間，寺島醫生很珍惜早晨的時間，即使再忙，為了身體健康，他還是會抽空運動。

「只要看到心臟血管變細，好像快阻塞的畫面時，大家就會重新審視飲食，提高健康意識。而對健康的重要性已經有所覺悟的病患，我為了能夠給予適當的建議，就必須隨時注意維持自身的健康。」

如果是像寺島醫生這樣，為了日本的患者，想要把自己在史丹佛大學所得到的經驗傳承下去，而每天自我挑戰的醫生，應該可以把重要的心臟交給他治療。

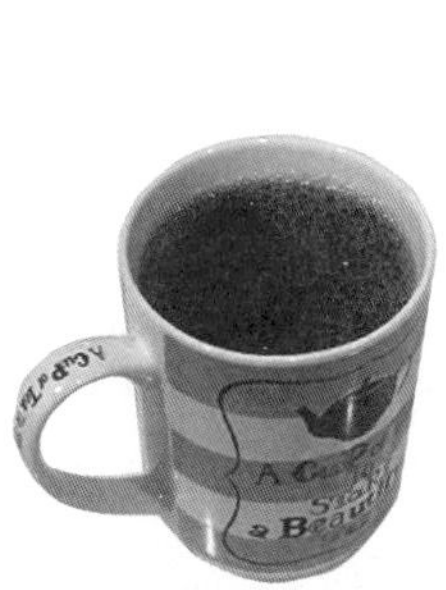

沉溺在研磨咖啡裡是早起的動力。

超多健康效果的咖啡！

寺島醫生靠咖啡渡過舒適的早晨，而許多出現在本書中的忙碌名醫們，很多也都是咖啡迷，這給我留下了深刻的印象，不過這也是理所當然，因為咖啡具有很多健康效果。

美國國家癌症研究所與國立衛生研究院的研究指出，有喝咖啡的年長者和沒有喝咖啡的年長者相比，死亡風險較低，而且對於降低罹患乳癌和肝癌的風險也有貢獻。〔出處①〕

根據美國心臟協會指出，喝咖啡可以改善微血管的血流狀態，對於預防心血管疾病可能會有幫助。〔出處②〕

一天喝四杯以上的咖啡，已經被證明可能具有預防糖尿病的效果，關於這個機制，其實就是咖啡會抑制引起有

〔出處①〕
"Association of Coffee Drinking with Total and Cause-Specific Mortality." New England Journal of Medicine, 2012.
"Coffee consumption modifies risk of estrogen-receptor negative breast cancer." Breast Cancer Research, 2011.
"Coffee Reduces Risk for Hepatocellular Carcinoma: An Updated Meta-analysis." Clinical Gastroenterology and Hepatology, 2013.
〔出處②〕
"Coffee may help perk up your blood vessels." American Heart Association, November 2013.

害蛋白質累積的「人體胰島類澱粉多胜肽」運作。〔出處③〕

在動了大腸癌之類的手術後，比起喝水，一天喝三次咖啡，每次固定一百毫升，術後的腸子運作會比較好，復原也會比較順利。〔出處④〕

咖啡裡含有抗氧化物質「綠原酸」，是一種有名的多酚，對健康有幫助。

〔出處③〕
"Coffee Components Inhibit Amyloid Formation of Human Islet Amyloid Polypeptide in Vitro: Possible Link between Coffee Consumption and Diabetes Mellitus." Journal of Agricultural and Food Chemistry, 2011.
〔出處④〕
"Randomized clinical trial on the effect of coffee on postoperative ileus following elective colectomy." British Journal of Surgery, 2012.

第二章

食以養身～飲食篇

飲食乃生命之養也

（出自《養生訓》第三卷）

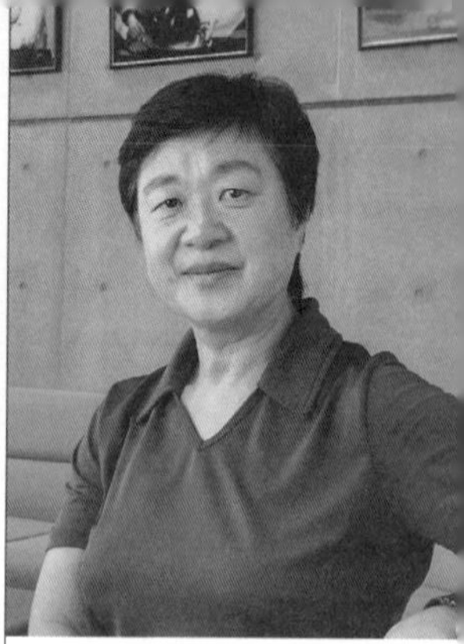

012

從心臟外科醫生到太空人

向井千秋

61歲

JAXA太空醫學研究中心主任　太空人　醫學博士

Mukai Chiaki●1952年生。慶應義塾大學醫學院畢業後，擔任該大學醫學院外科學教室醫療人員，主要是負責心臟外科的診療。1985年被選為太空人，曾有1994和1998年的兩次太空飛行經驗，進行微重力下的生命科學與太空醫學的實驗。2012年開始擔任現職。

養生訓

一、**持續抱持著上太空的夢想**

二、**加入茶葉的手作綠茶**

三、**從小地方感受幸福**

保持樂觀&開心

是太空人也是醫生的向井千秋醫生，雖然距離二度飛上太空的經驗已經過了十五年，不過現在還是和當時一樣給人留下年輕又能量充沛的美好印象。

「雖然這麼說，但我並沒有在保養，只是身為醫生，為了不給病患留下壞印象，就要記得保持清潔，讓人看到有精神的笑容而不是疲累的樣子。」

身為心臟外科醫生，就算參與了長時間的手術，也必須仔細面對深夜來的急診病患。

「不管是醫生還是太空人，都要重視健康狀況的管理，因為無論是拯救病患的生命，還是在外太空好好做實驗，只要平時沒能保持好狀態就什麼也辦不到。」

向井醫生的健康法之一，就是用自己做的茶葉來泡綠

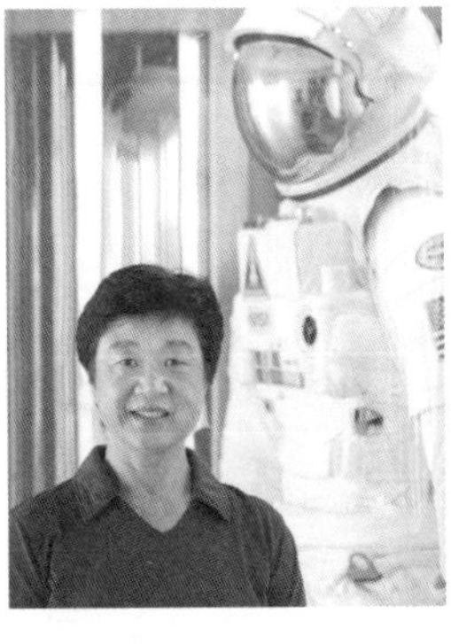

向井千秋醫生站在JAXA筑波太空中心內的太空衣複製品前，笑著說：「不管到了幾歲都要持續抱持著上太空的夢想」。

茶。「把普通煎茶的茶葉用調理機搗碎，然後加水混合後裝進寶特瓶裡拿去冷凍，之後就只是帶著走而已。茶葉裡富含兒茶素、維他命 C 以及膳食纖維等有益身體的成分，用這個方法因為不會經過加熱，所以可以在不容易氧化，也不會破壞維他命的狀態下喝。」這真是不浪費茶葉的好方法！

向井醫生曾二度從太空飛行返回，所以知道重力的偉大，「只是一邊蹬著地面走路，就可以移動到自己想去的地方，非常自由呢。雖然是很理所當然的事，不過只要一邊走一邊感謝可以像這樣子走，就會變得很開心。」

向井醫生總是樂觀看待事物，難道都不會有煩惱或悲觀的時候嗎？

「雖然豪華的晚餐也很好，不過在商店街偶然聞到剛出爐的麵包香氣時，反而更有快樂的感覺。是不是因為我的本性很單純呢？（笑）」

太空人是菁英中的菁英，可是如果大家都想當領導者的話，就無法組成團隊。

「不需要因為無法當領導者就感到悲觀，或覺得自己是個沒用的人。只要對自己的位置和被賦予的任務盡十二萬分的努力，提供讓整個團隊都感到開心的支援，這種『追隨者的力量』才是邁向成功的關鍵。不管到了幾歲都要持續抱持著上太空的夢想，因為只要保持健康，那個不管幾歲都可以上太空的時代很快就會來臨！」

放進冰箱冷凍後再帶著走。因為用不煮滾的冷水來泡，所以不會破壞維他命C，又冰又好喝。而且連茶葉一起喝下去，毫不浪費，還可以攝取到膳食纖維！

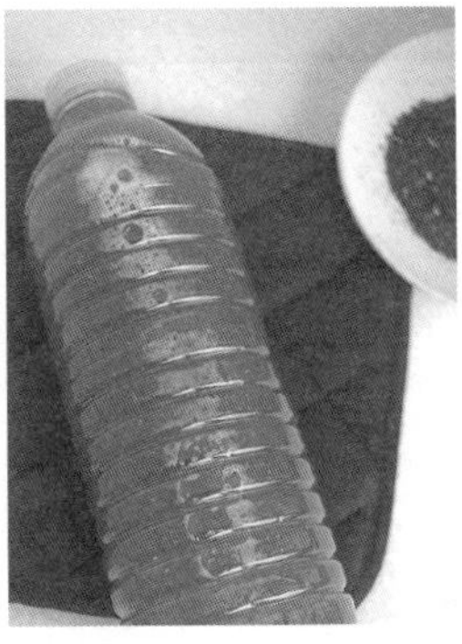

綠茶是維持年輕最有效的飲品

綠茶的健康效果，和裡面所含兒茶素類和維他命C等帶有抗氧化作用的成分有關。

美國奧克荷馬州大學的研究顯示，讓三十五位肥胖的美國男女一天喝四杯綠茶，然後再喝八週的綠茶營養補充品，結果和喝水的對照組比起來，血漿中的抗氧化功能獲得了改善，而且「穀胱甘肽」這種抗氧化力強的物質也增加了，由此可知綠茶的成分可以提高人的抗氧化功能。〔出處①〕

英國研究也透過人體實驗證明，綠茶裡所含的兒茶素可以保護皮膚不受紫外線傷害，防止斑點產生。這個研究把十四位平均年齡四十二點五歲的健康男女分成兩組，一組給他們吃含五百四十毫升兒茶素的營養補充

〔出處①〕
"Green tea supplementation increases glutathione and plasma antioxidant capacity in adults with the metabolic syndrome." Nutrition Research, March 2013.

品，另一組不給，然後比較皮膚經過紫外線照射後的斑點數，發現攝取兒茶素的那組，斑點數較少也比較淡，所以對於紫外線的皮膚傷害，綠茶兒茶素的改善效果是得到認可的。〔出處②〕

另外，美國國立癌症學院也以二百位還沒進入更年期的女性為對象，研究綠茶抑制乳癌發展的可能性，並得到證實。研究人員指出，這是因為綠茶的兒茶素可以抑制雌激素分泌過度所造成的作用，延緩乳癌的發生與發展。〔出處③〕

〔出處②〕
"Oral green tea catechin metabolites are incorporated into human skin and protect against UV radiation-induced cutaneous inflammation in association with reduced production of pro-inflammatory eicosanoid 12-hydroxyeicosatetraenoic acid." British Journal of Nutrition, January 2013.
〔出處③〕
"Green tea intake is associated with urinary estrogen profiles in Japanese-American women." Nutition Journal, February 2013.
"Effect of green tea on glucose control and insulin sensitivity: a meta-analysis of 17 randomized controlled trials." American Journal of Clinical Nutrition, June 2013.

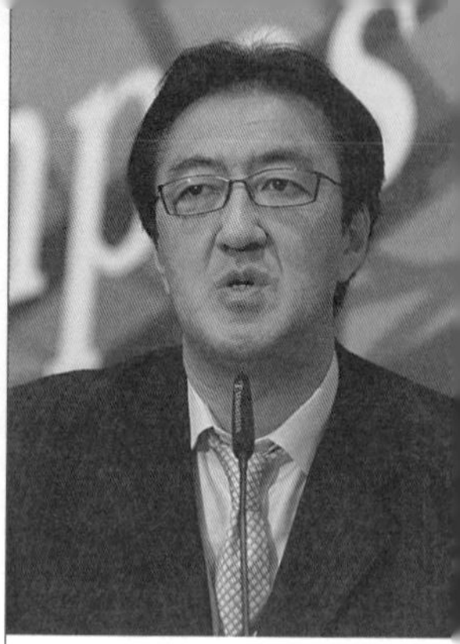

013

治療心臟和血管的可信賴名醫

櫻田真己

所澤心臟中心理事長兼院長

55歲

Sakurada Masami●1958年生。防衛醫科大學畢業後，進入該大學的第一內科，之後歷經自衛隊札幌醫院、三宿醫院等，於2005年擔任現職。診所特色是和當地密切結合，特別重視心臟和血管的治療及診斷，在當地很受歡迎。專業領域是心臟疾病，關於營養補充品也很有研究。

養生訓

一、**總之就是睡覺和休息**

二、**不吃已經氧化的油**

三、**好好泡澡**

跟飲食和營養補充品結盟

櫻田真己醫生是國防醫大畢業，身高將近一百九十公分，學生時代是活躍的籃球選手。

櫻田醫生露出輕鬆的笑容說：「正如你們所看到的，我對體力有信心。每個月有一半時間是在醫院留宿值班，深夜還要為急診病患診療，常常一夜未眠到天明。不過自我當醫生以來的三十年間，從來沒有請過病假喔！」可是其實他也有快感冒或身體微恙的時候，但卻沒有發燒或臥床不起，祕訣是什麼呢？

「醫生因為生病而給病患帶來困擾，這樣是不行的。所以在身體狀況變差之前感到『糟糕了』，就要靠飲食、睡眠和營養補充品來調整身體狀況。用這個方法，大家就不會臥床不起，持續保住全勤獎喔。」

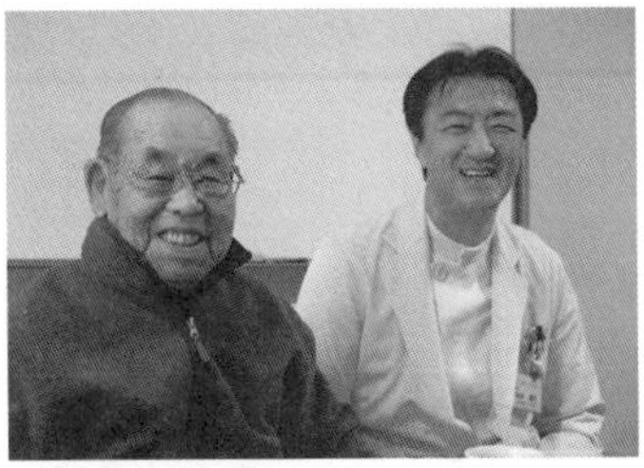

克服嚴重心臟病，現在非常有精神的九十歲病患說：「託櫻田醫生的福，我現在才能享受打高爾夫球的樂趣。」

只要有準備就不用擔心，對自己的身體狀況感覺敏銳是很重要的。

「在飲食方面，雖然會吃油膩的東西，但為了不把氧化的油吃進肚子裡，冷掉的油炸物就不再重新加熱。」

已經接觸空氣而氧化的油，如果再加熱二、三次，就會更加氧化，繼續吃這些東西會給血管帶來傷害。

「關於擅長的籃球，雖然到四十五歲為止我都有參加地區大賽，不過已經跟不上年輕人的速度，所以現在都享受去健身房游泳、鍛鍊肌肉或打高爾夫球和健走的樂趣。不過我還是會以睡眠為優先。」櫻田醫生每天都會確保五到六小時的睡眠時間，所以不使用鬧鐘，讓自己自然醒。

「心臟是運動的臟器，一天會跳動十萬次以上，所以讓心臟跳動的肌肉當然會疲累。因此休息很重要，我晚上會在水溫41℃的浴缸裡泡上十五分鐘左右，藉由溫熱身體來改善血管的內皮功能！」不愧是心臟的專家！

櫻田醫生對很多健康法都很清楚，所以有很多從遠方慕名而來的病患。

「病患正面對抗心臟病的樣子，也支持著我自身的健康。克服心臟病而變健康的病患，他們的健康法也很有參考價值，我有時也會從病患那裡得到營養補充品的資訊，每天都有學習成果呢。」

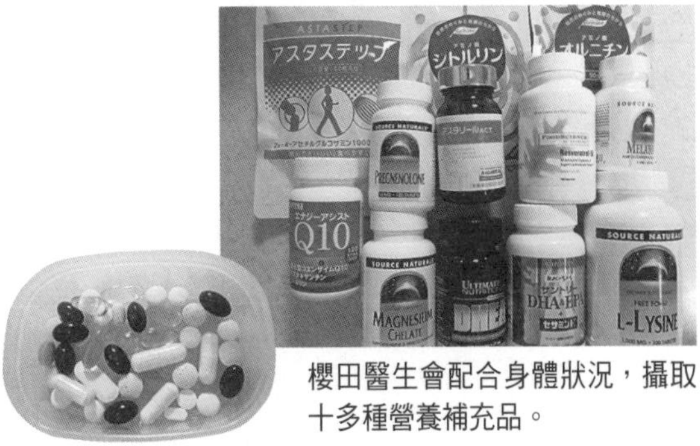

櫻田醫生會配合身體狀況，攝取十多種營養補充品。

冷掉的油炸物，嚴禁重新加熱！

用炸過三次以上的回鍋油所炸出來的食物，和經過微波爐重複加熱後附著在食物上的油，會因為加熱處理而含有已經氧化、劣化的膽固醇。如果量少，雖然可以靠體內的排毒功能排出，但如果平常持續吃的話，就會增加體內不好的低密度膽固醇（LDL），造成血管壁的髒汙堆積，讓血流變差，引起發炎，帶來動脈硬化或心肌梗塞的可能。

油會以脂肪的型態在體內推積，或是變成髒汙而附著在血管壁上，是很容易停留在體內的成分。像櫻田醫生這樣，直接吃而不用微波爐加熱油炸物，並盡可能在自己家裡用新的油來炸東西，或去可信賴的餐廳光顧，這都是預防腦和心臟疾病的重點。

美國奧勒岡健康與科學大學的研究指出，油裡面的n-3系列脂肪酸可以降低腦部萎縮和得到阿茲海默型失智症的風險。〔出處①〕

更可怕的是，美國明尼蘇達大學的研究表明，每週定期吃兩次以上的速食，即使是亞洲人，也會增加得到糖尿病或心臟病的風險。〔出處②〕

在家以魚作為飲食的主要料理比較好，所以日本料理才會在全世界蔚為風潮。

〔出處①〕
"Higher blood levels of omega-3 fatty acids, vitamin B, vitamin C, vitamin D and vitamin E are associated with better mental functioning in the elderly." Neurology January 2012.
〔出處②〕
"Western-Style Fast Food Intake and Cardio-Metabolic Risk in an Eastern Country." Circulation July 2012.

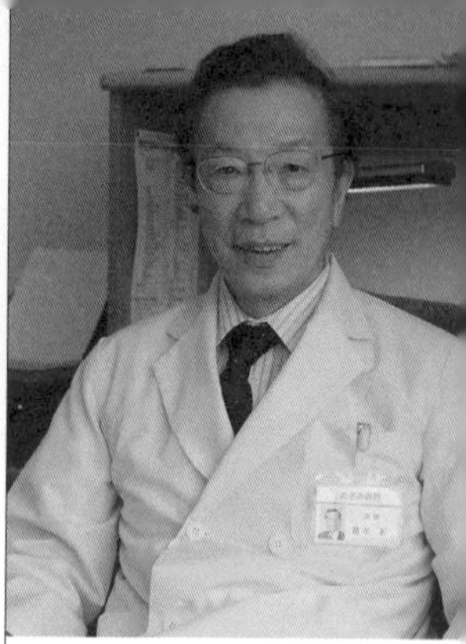

014

治療失智症的可信賴名醫

植木彰

65歲

希望醫院高級腦功能研究所所長

Ueki Akira●1948年生。東京大學醫學院畢業後，曾擔任自治醫科大學神經內科講師，到倫敦大學留學後，擔任自治醫科大學附屬大宮醫療中心神經內科助理，1999年升任教授，2011年10月起擔任現職。著有《預防失智症的超級健腦飲食》（講談社）等。專業領域是神經內科，對預防失智症很了解。

養生訓

一、**攝取優質蛋白質**

二、**學習語言**

三、**勤於走路**

預防失智要重視飲食

植木彰醫生是研究、治療失智症的第一把交椅，其中他也以推廣不依賴藥物的飲食生活與運動來預防失智症而聞名。而且他自己還參與生活指導，提倡即使得了阿茲海默症，只要重新檢討飲食內容、調整生活環境，就有可能延緩病情的發展。植木醫生這樣的人品和健康的狀態，備受來自患者與照護家屬們的信賴。

「雖然大家都以為……攝取維他命就要吃蔬菜，但其實豬肉、牛肉以及魚類都富含維持大腦、神經及皮膚健康所不可或缺的維他命 B 群，所以不只是蔬菜，也要充分攝取蛋白質。」

每天思考自己想吃什麼，也是很好的腦部刺激。

「沒有食慾是身體狀況不好的證據，而健康的證明

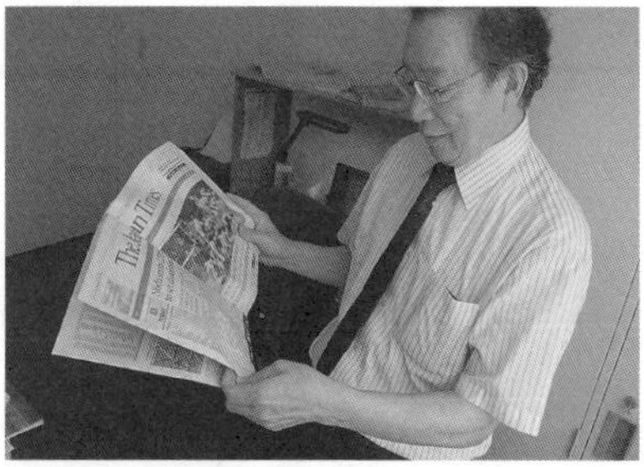

植木醫生每天早上都會看英文報紙，語言學習就是很好的腦力訓練。

則是腦中浮現想吃的東西，會很興奮地把那個東西煮出來。一邊思考料理步驟一邊做菜，就會使用到大腦的很多部分。」

植木醫生推薦，學習語言可以預防失智症，他自己也是每天都看英文報紙。

植木醫生說：「用耳朵聽，用眼睛讀，發出聲音來說……這樣的語言學習是很棒的學習方法，可以很平均地刺激感官。最近除了英語之外，我還讀法語的《小王子》原文書，並學習中文的對話。想著去國外旅行時，可以多少和當地人對話這件事，已經與我的生存意義息息相關。」

關於失智症病患，只要家庭和睦就可以延緩失智症的進展，也可能帶來變健康的傾向。有一個失智症患者的例子是，女兒很替失智症的母親著想，會帶著她一塊去旅行、吃飯、買東西，所以不僅認知功能的衰退減緩了，有

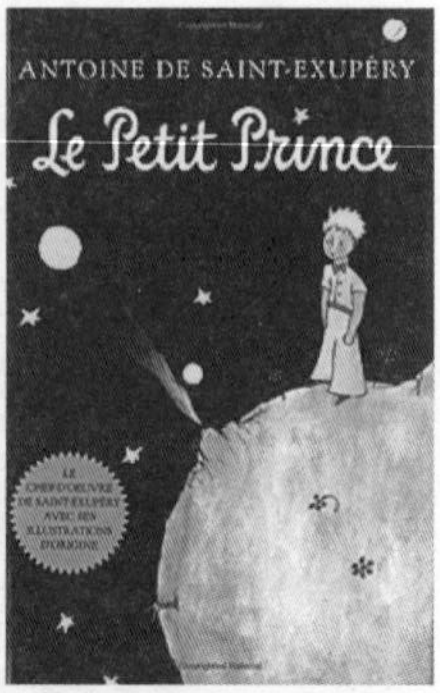

讀《小王子》的時候也可以練習法語發音。

問題的行為也減少了。

植木醫生建議：「負責照護的家人如果夫妻關係或親子關係不好的話，會加深失智症患者的疑慮，讓他們出現徘徊等問題行為。因為即使失憶了，還是能敏銳地感受到家庭氣氛和重視之人的心情，而變得不安。所以不要光想著要把病人醫好，應該先檢修我們自己的生活。」

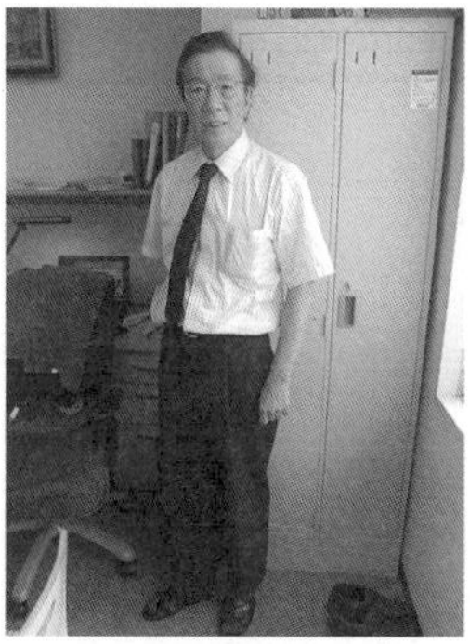

為了隨時都可以散步，植木醫生在研究室裡放了雙好走的鞋子，就算只有一點時間，也會外出散步轉換心情。

靠語言學習和n-3系列脂肪酸來預防失智症

英國約克大學在線上期刊發表的研究中表明，會使用兩種語言以上的人，可以維持良好的大腦功能，不容易得到失智症。特別是使用雙語的年長者裡，有很多具有高認知存量（認知功能的儲備），由此可知學習語言可以防止認知功能衰退，有益於預防失智症。〔出處〕

阿茲海默症的病因之一是在腦神經細胞裡累積了像斑點一樣、稱為「β澱粉樣蛋白」的蛋白質，使神經細胞的作用減低，造成細胞壞死。而且β澱粉樣蛋白的累積也與飲食生活有關，特別是飲食的質和量。

根據植木醫生的研究，阿茲海默症的患者裡，有很多是攝取過少DHA和EPA這種魚類所含的n-3系列脂肪酸，而另一方面，也是攝取了過多像是亞油酸和花生四烯酸這種獸肉所含的 n-6 系列脂肪酸。

而且最近也有研究指出，阿茲海默症也和患者攝取過多能量有關。能量攝取過多就會產生活性氧和自由基，恐怕會傷到大腦裡掌管記憶的區塊之一——海馬的神經細胞。

〔出處〕
"Bilingualism: consequences for mind and brain." Trends in Cognitive Sciences, March 2012.

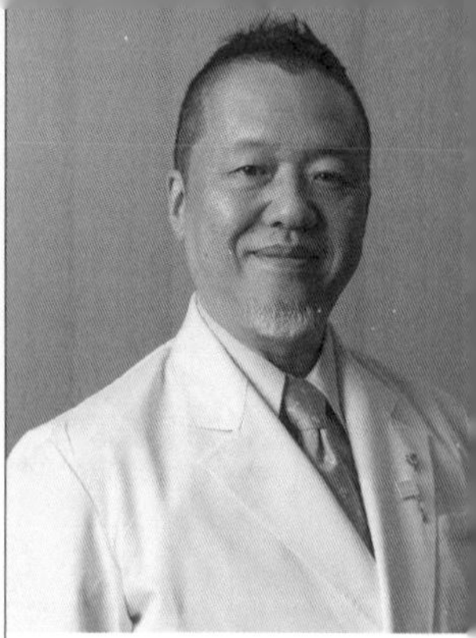

015

治療男性不孕症和泌尿系統的名醫

岡田弘

59歲

獨協醫科大學越谷醫院　泌尿系統科主任教授

Okada Hiroshi●1954年生。神戶大學醫學院畢業後，曾任紐約醫學院、帝京大學醫學院泌尿科助理教授等，於2007年擔任現職。他是泌尿科醫生裡治療男性不孕症三十年以上的第一把交椅，著有《維持男性的「精子力」》（bookman社）。

養生訓

一、**吃當令的水果**

二、**像個男人！像個女人！**

三、**享受工作和遊玩**

身心都要在通風處好好生活

身為泌尿科醫生，岡田弘醫生針對男性不孕和泌尿生殖器癌等進行治療和研究。

「在自己的領域裡我總是努力一直走在最前線，因為比起擠在集團當中，還不如領先在前頭來得通風良好和帥氣。為此，我的代價就是每天努力不懈地學習。」

雖然為了參加全世界的醫學會，和第一線的研究人員相互交換最新的醫療資訊，並學習對病患有幫助的醫療技術，岡田醫生總是馬不停蹄，不過在繁重的行程空檔裡，他也不忘喘口氣和遊玩。

「為了不只有工作，我會在出差前先調查有沒有讓人期待的名勝古蹟或美術館、餐廳、體育活動等，讓出門也變成出差的樂趣之一。」因為這樣，他變得很擅長管理

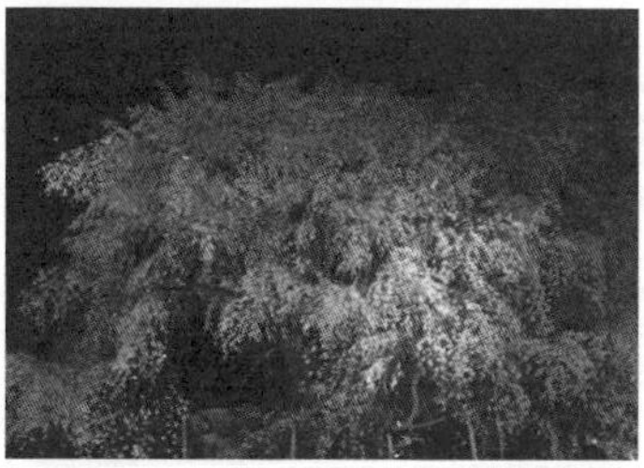

岡田醫生在忙碌中，也會造訪能感受到四季的地方，他很喜歡六義園裡能代表春天的垂枝櫻。

時間。

他說可以感受到季節的賞花，和吃當令的水果都是健康法之一。

「日本水果的外觀看起來也都像寶石一樣美麗，味道也很美味。最近因為要控制體重，所以減少攝取卡路里，連酒和甜點都要忍耐，因此非常期待能夠吃到有季節感的酸甜水果。」正如他所說，他還會直接從生產者那裡訂購當令的水果。

在專業領域上，岡田醫生除了寫書讓大家能夠多了解關於男性不孕外，也會在網路上寫文章。

他建議：「男性的心和生殖器都很嬌弱，無法承受壓力，所以不要忍受很緊的內褲，要直接拋棄，改穿毫無拘束又透氣的，讓身心都感受不到壓力。不過，在不會造成傷害的程度下，給予些微的壓力，可以讓他們保有像個男人般的行動力、瞬間爆發力以及判斷力。女性也一定要支

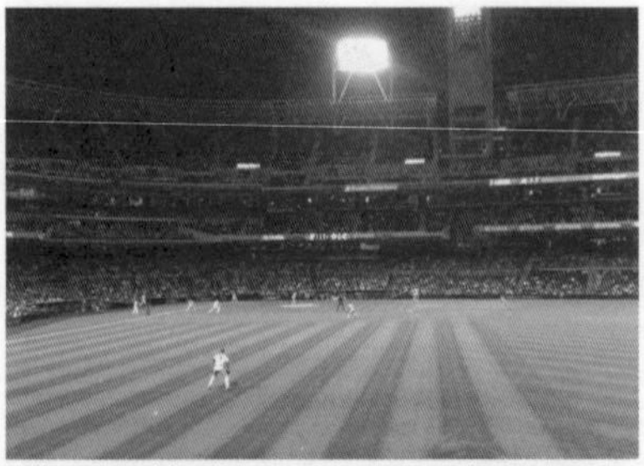

岡田醫生在出差的聖地牙哥觀看大聯盟的比賽，很刺激。

持男性這樣纖細的身心。」

為了預防不孕，男性也不要長時間泡熱水澡或待在三溫暖裡，也就是說，只要感受變差了就該馬上轉換心情比較好。

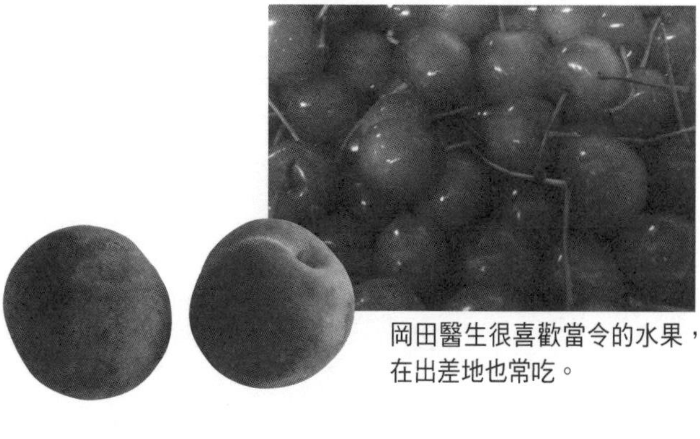

岡田醫生很喜歡當令的水果，在出差地也常吃。

水果有益身心健康

因為水果又甜又好吃，所以富含糖分會讓血糖值升高，對身體不好……大家會傾向這樣想吧。受到這種想法的影響，日本人在先進國家當中是最少吃水果的國民。

根據哈佛大學的研究顯示，吃水果可以降低得到第二型糖尿病的風險。這是針對十八萬七千人於1984年到2008年為止所做的調查數據進行分析而得知的結果，在調查期間內有一萬二千人出現糖尿病症狀。而且，每天供給二次水果（特別是藍莓、西洋李、葡萄、蘋果等）的人，出現糖尿病症狀的風險，比一個月供給少於一次的人低23％左右。相反的，一天供給兩杯以上果汁的人，出現糖尿病症狀的風險，比供給不到一杯的人高21％左右。所以膳食纖維豐富的水果具有抑制血糖值升高的

作用，與膳食纖維減少的含糖果汁具有完全不同的健康效果，對於預防糖尿病的效果也不同。〔出處①〕

根據英國華威大學以八萬人為對象的研究指出，一天吃七份蔬果的話，可以保有最好的心理健康和最多的幸福感。蔬果裡含有像是多酚之類的抗氧化成分，不僅關係著我們的身體健康，也關係著心理健康。〔出處②〕

〔出處①〕
"Fruit consumption and risk of type 2 diabetes: results from three prospective longitudinal cohort studies." British Medical Journal, August 2013.
〔出處②〕
"Is Psychological Well-being Linked to the Consumption of Fruit and Vegetables?" Social Indicators Research, October 2012.

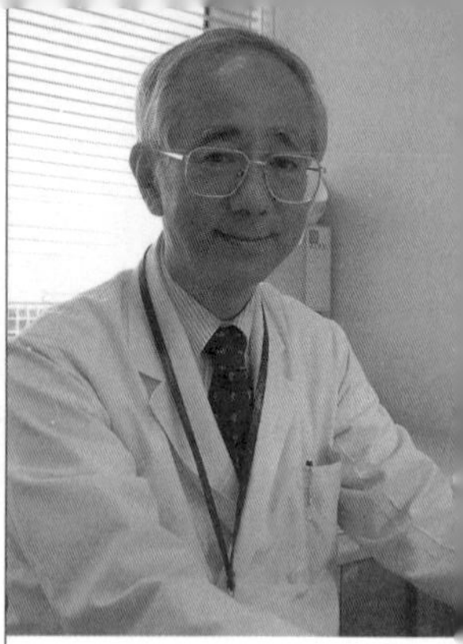

016

老年醫學的名醫

下門顯太郎

東京醫科牙科大學老年病內科教授

62歲

Shimokado Kentaro● 1951年生。東京醫科牙科大學醫學院畢業後，在該大學的第三內科附屬教學醫院擔任住院醫生，之後經歷美國華盛頓大學病理學教室博士研究員、三樂醫院內科醫療主任，以及國立循環系統疾病中心研究機構裡的職務。2000年開始擔任現職。專業領域是綜合內科、老年病、動脈硬化。

養生訓

一、**下廚**

二、**飲食**

三、**走路**

自己下廚

下門顯太郎醫生說：「為了度過健康、充實的人生，飲食非常重要。」他的興趣是下廚，而且有真本事，不是專門吃而已，也很喜歡動手做。

「不管是魚還是肉我都自己處理，連壽司也是自己捏。看著專業廚師的技巧時，自己也會想要試試看，於是從一點一滴慢慢開始，就變成真本事了。」最近，他不只為家人展現好手藝，還在招待朋友的家庭派對上露了一手。

他週末會去附近的商店街散步，順便買東西。

「蔬菜店和魚店的進貨，因為會隨著季節更換而改變，所以很有趣，一旦看到當季的食材，就會想著要做成什麼料理而感到興奮。有時候也會從產地訂天然的山菜和

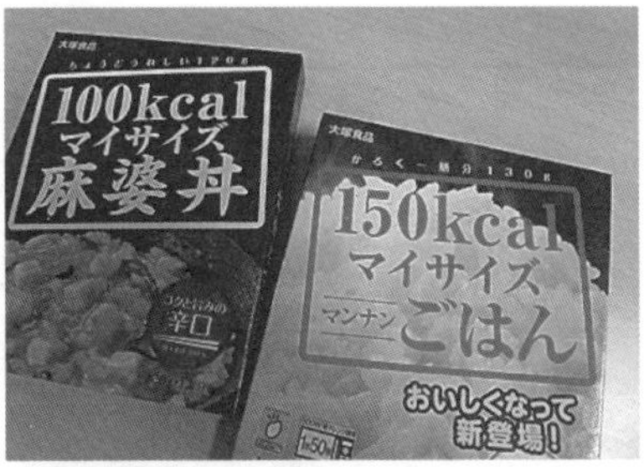

下門醫生靠著中餐少吃一點的減肥方式瘦了十公斤。

菇類來做料理。」
家禽類的話有鴨子，魚類的話就像是方頭魚或鰈魚……，這些需要高度刀工技巧處理才能烹調的食材，只要習以為常，就會變得簡單上手。
「因為下廚要思考步驟，還要靈活運用雙手，所以可以防止腦部退化喔！」
不過吃東西也是下門醫生的興趣，因此體重在幾年前就有相當的超重傾向，所以也試著減肥。
「因為我想吃美食，所以採取中餐少吃一點的減肥方式。試過很多低卡路里、富含膳食纖維的調理包後，在一年內瘦了十公斤左右，不過仔細想想，一個月減一公斤，算是沒有強迫身體、自然地成功瘦下來喔。」
下門醫生對減肥產品也很了解，雖然也會確實試吃，但做這一切都是出於他的專業，也就是與老年醫學有關。
「一旦上了年紀，身上就會有好幾種病，日常生活機

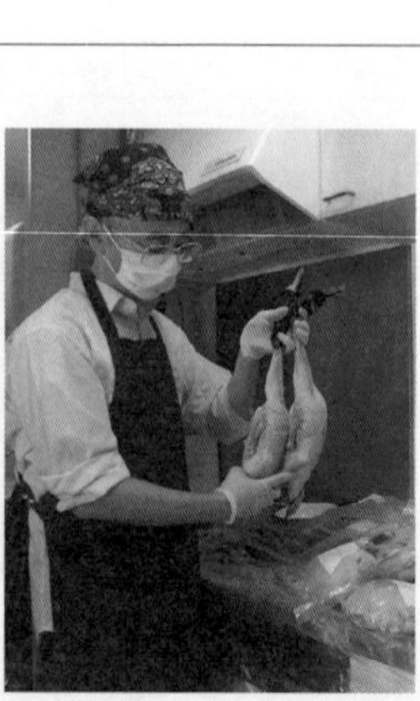

雖然不知道廚藝如何，但日式、西式和中式料理都沒問題，還會捏壽司。

能也會降低。然後就會沒有食欲，變得營養不良，因此讓疾病更難治好。現在獨居老人也在增加當中，要如何讓年長者吃到好吃又容易攝取的食物，需要從多重面向來思考。」

決定菜單、買食材、料理、盛盤、然後享用……這樣的流程是人類非常重要的工作，就算上了年紀也要下廚，持續保持對食物的興趣。

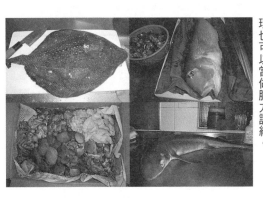

下門醫生很享受一邊檢視食材一邊購物的樂趣，發想要做什麼料理也可以當做腦力訓練。

靠下廚防止腦部退化

下廚是一件需要用腦力處理很多複雜資訊的工作，腦科學研究指出，下廚這件事會活化大腦裡用於高度資訊處理的「前額葉」。人類的腦與其他動物相比，前額葉較為發達，因此想像力、溝通能力、情感、抑制力等也會比較發達。有一個實驗調查了人在下廚的各種過程中，會給大腦帶來什麼樣的變化，結果發現大腦在進行包括像是「思考晚餐的菜單」、「切」、「炒」、「盛盤」這些下廚的所有過程時，大腦左右半球的前額葉血流會比什麼都不做的安靜時刻來得多，大腦的使用也更加活躍。

從美國芝加哥若許大學的研究得知，八十歲以上的年長者如果從事下廚、洗碗、整理房間等家事勞動的話，可以預防阿茲海默症和失智症。〔出處①〕

美國伊利諾大學的研究指出，有經常外食以及傾向喝很多含糖碳酸果汁之類的人，孩子們在飲食中的卡路里攝取量也會增加，所以為了小孩的飲食教育，父母親應該在自家開伙。〔出處②〕

不要拿忙碌當藉口，而過度依賴外食或熟食外帶，在家自行開伙，讓大腦和身體都健康起來吧。

〔出處①〕
"Total daily physical activity and the risk of AD and cognitive decline in older adults." Neurology, April, 2012.
〔出處②〕
"Fast-Food and Full-Service Restaurant Consumption Among Children and Adolescents: Effect on Energy, Beverage, and Nutrient Intake." Archives of Pediatrics & Adolescent Medicine, 2012.

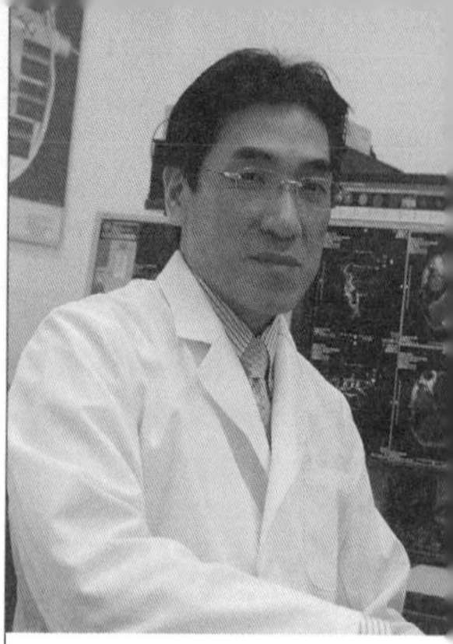

017

冷靜、吃苦耐勞的腦神經外科醫生

矢崎貴仁

54 歲

國家公務員互助組織聯合會立川醫院腦神經外科科主任
慶應義塾大學醫學院腦神經外科講師

Yazaki Takahito ● 1959年生。慶應義塾大學醫學院畢業後，先後任職於該大學附屬醫院、國際醫療福祉大學三田醫院、美國喬治城大學附屬醫院等，之後擔任現職。專業領域為腦瘤、腦血管障礙（腦動脈瘤等）、功能性腦神經外科（顏面神經痙攣、三叉神經痛）等外科治療。

養生訓

一、**短時間的運動**

二、**有時當個美食家，不要在意卡路里**

三、**享受街道的變化**

靠「調節」來享受忙碌

矢崎貴仁醫生是腦神經外科醫生，除了門診之外，也要負責住院病人的巡房和檢查，而且每週還有幾場腦瘤和腦血管疾病的長時間手術，所以十個小時以上的手術是家常便飯。

「在完成長時間的手術後，為了消除緊張，會喝一杯咖啡，咖啡的香氣和苦味會一口氣消除疲勞，讓我完成心情轉換，可以去面對下一個病人。」

為了健康，矢崎醫生雖然從年輕時就一直維持固定的體重，不過當他像美食家一樣吃好吃的東西時，就會完全不在意卡路里地享受。

「在大口吃美食的時候，如果在意體重的話，就會變得一點也不好吃了，不是嗎？所以只要在隔天少吃一點，

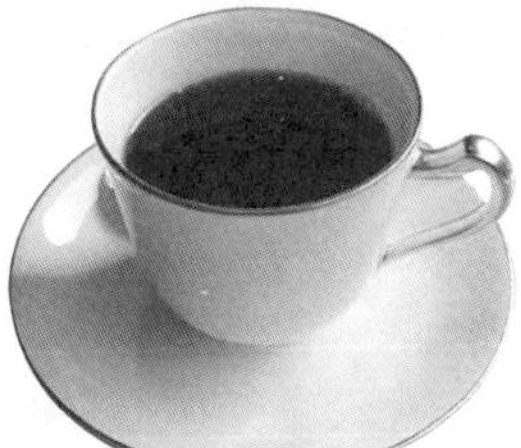

矢崎醫生轉換心情的方式，就是在診療和手術後喝一杯咖啡，靠著苦味和香氣就可以完成。

多做點運動來彌補，就沒問題了！因為我自己相信這點，所以有時不管卡路里的攝取，盡情享受吃東西的樂趣，也是消除壓力的好方法。」

因為每天都超忙碌，沒有時間運動，所以矢崎醫生每天都以走完八千步為目標，並把睡前的二十次仰臥起坐當作每日的課題。

「雖然我從小學開始就有持續滑雪，而且就算再忙，每年也會去一次滑雪，可是因為沒有時間健身，所以會利用醫院的樓梯爬上爬下，藉此訓練膝蓋和腳力。」

因為他也很喜歡運動，所以會去幫母校的棒球比賽加油，或是擔任東京馬拉松大賽的的救護站醫生來支援跑者。

矢崎醫生對都市開發和鐵路網絡的架設都有興趣，「工程進行中的地方會蓋起什麼樣的大樓？還有新的地下鐵和交通路線會走怎麼樣的路線？我會在確認和想像的同

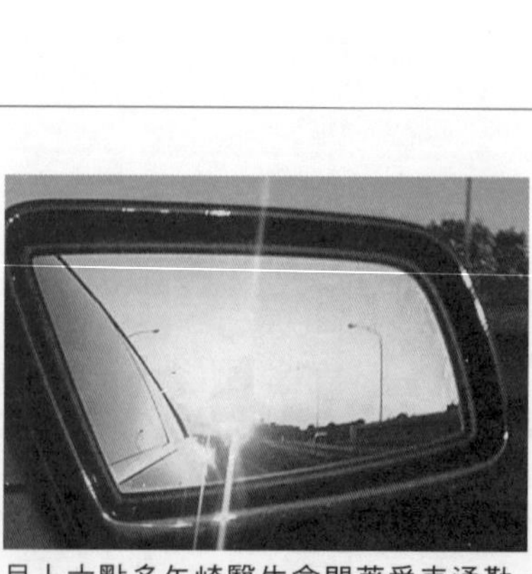

早上六點多矢崎醫生會開著愛車通勤，在看到早晨的美麗富士山那天，就會有幸運的感覺。

時也跟著期待。因為看起來像網絡一樣的都市構造就如同發達的腦神經，這對工作也有幫助，光是眺望著就讓人感到興奮。」

開著愛車通勤，感受沿途的街景和季節變化，是早晨振作精神的時刻！

矢崎醫生臉上一直掛著笑容說：「如果是在看得到美麗富士山的早晨通勤，就會覺得那天好像會很順利，大自然的力量真偉大呢！」他那讓人感覺不到忙碌與瑣碎的沉著和大器，正是他作為深受許多病患信賴之名醫的證明啊。

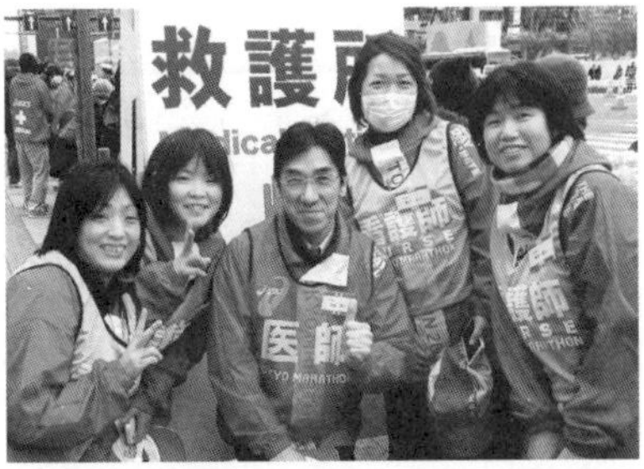

矢崎醫生會擔任東京馬拉松大賽的救護站醫生來支援跑者。

即使是短時間的運動也有健康效果

雖然有人說，運動如果沒有集中進行一定長度的時間，就不會有效果，不過美國貝拉銘大學的研究表明，就算是不到十分鐘的短時間運動，對健康也有加乘的效果。

這個研究讓六千三百二十一位參與測試的人，連續四天，一天十個小時，都戴上測量運動量的可攜式測量儀器，除了測量一天的持續運動時間，同時也在早餐前抽血，檢查三酸甘油酯、低密度膽固醇（LDL）及血糖值。然後把運動十分鐘以上那組的血液檢查結果，和運動不到十分鐘的另一組比較，發現幾乎沒有什麼不同。所以研究人員說，就算按照自己的生活型態來進行合適的短時間運動，也可能充分促進健康。〔出處①〕

在英國的醫學期刊上，曾發表仰臥起坐這種短時間的肌肉運動可以提高大腦功能。這是針對三百五十八位六歲到三十五歲的人，在短時間內進行一般運動與激烈肌肉運動後，比較她們大腦血流狀況的研究，結果表明，不管是哪個年紀的人，只要在短時間內進行激烈的肌肉運動，大腦的前額葉血流就會增加，提高記憶、專注、計畫以及決定事情等高級腦功能的作用。〔出處②〕

〔出處①〕
"Association between biologic outcomes and objectively measured physical activity accumulated in ≧ 10-miunte bouts and < 10-minute bouts." American journal of health promotion, Jan-Feb 2013.
〔出處②〕
"Physical exercise and executive functions in preadolescent children, adolescents and young adults: a meta-analysis." British Journal of Sports Medicine, 2013.

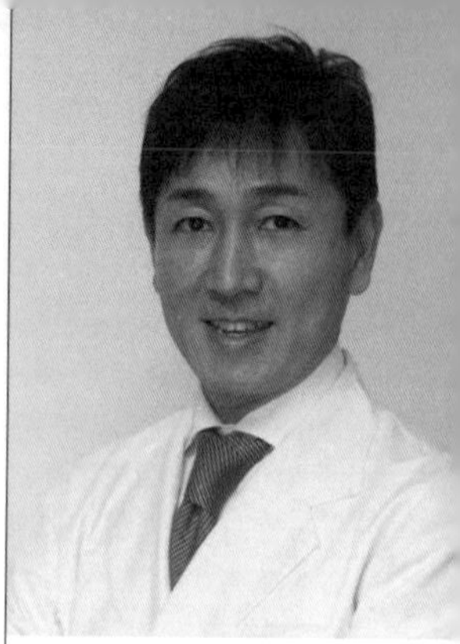

018

實踐都市原始人的名醫

青木晃

橫濱診所院長

52歲

Aoki Akira●1961年生。防衛醫科大學醫學院畢業後，先後擔任自衛隊中央醫院、惠比壽抗老診所院長、順天堂大學研究所醫學研究科抗老化醫學課程副教授，之後擔任現職。著作有《一生保持年輕的「都市原始人」生活方式》（MAKINO出版）。

養生訓

一、**持續地跑**

二、**睡覺變年輕**

三、**研究葡萄酒**

紅酒、馬拉松和家庭的牽絆

青木晃醫生在五十歲時第一次挑戰全馬，漂亮地跑完了夢想的東京馬拉松大賽。之後他也持續參加馬拉松賽事，不斷更新自己的紀錄，2014年他在三小時之內很厲害地跑完東京馬拉松大賽。「一開始參加東京馬拉松大賽時，因為在賽前增加練習量，所以導致右膝蓋疼痛，在開跑之前處於連走路都會痛的慘況，一時之間還煩惱到底要不要棄權。」

不過，受到青木醫生四十九歲時，和他一起努力挑戰侍酒師檢定的朋友鼓勵而出賽，雖然最後漂亮地跑完全程，但第一次的全馬真的很辛苦。

青木醫生說：「雖說三十公里是個瓶頸，不過我的情況卻是，跑步的氣力從二十五公里開始就瞬間下滑，跑到

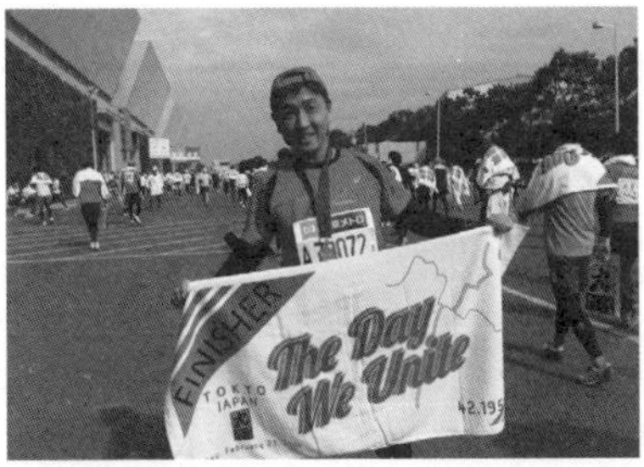

從五十歲開始跑全馬，到 2014 年用不到三個小時跑完東京馬拉松大賽，青木醫生以很快的速度達成目標。

我最喜歡的淺草附近，是最痛苦的。不過我之所以能在這麼不好的狀態下總算跑完全程，完全是因為受到診所的癌症病人聲援。只要想到『我的這種痛苦只要再二個小時就會結束，而癌症病人卻是不分日夜地與不知道何時才會結束的痛苦與難受的副作用搏鬥』，我的腦中就會浮現他們的臉而振作起來。」

青木醫生是天主教徒，曾多次到柬埔寨及日本311大地震的受災地釜石去參與志工活動。

「我女兒就讀的高中在募集『父女志工隊員』，企劃為釜石的居民舉辦夏日祭典的臨時攤販，販售炒麵、棉花糖、刨冰，以及提供破西瓜等各種遊戲。因為我是醫生，為了防止在這個季節發生食物中毒，所以我確實檢查參與者的健康，勵行洗手和消毒。」真不愧是醫生。透過志工活動讓受災的人感到開心，雖然理當是件開心的事，不過還有一件讓青木醫生感到開心的事，就是身為一個父親，

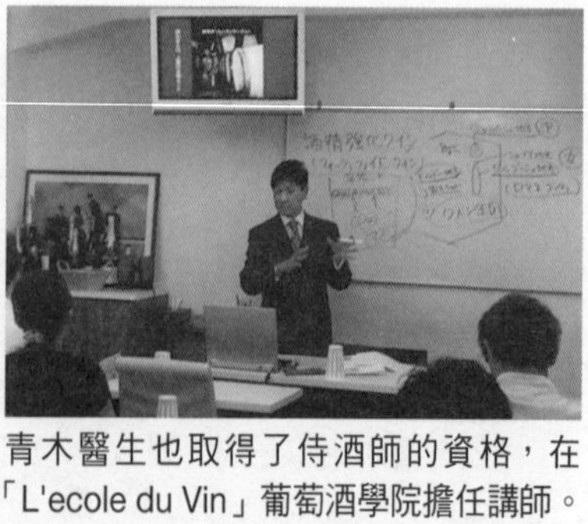

青木醫生也取得了侍酒師的資格，在「L'ecole du Vin」葡萄酒學院擔任講師。

可以親眼看到女兒優秀成長的樣子。

晨跑、看診、寫作和演講，以及取得侍酒師的資格。像青木醫生這樣的大忙人，他維持年輕和健康的祕訣就是好好睡覺，即使喝葡萄酒，也要記得以不妨礙到重要睡眠的「適量」為度，因為比起喝得多，還不如一邊享受葡萄酒的味道、香氣與色澤，一邊與懂酒的朋友大談葡萄酒經。

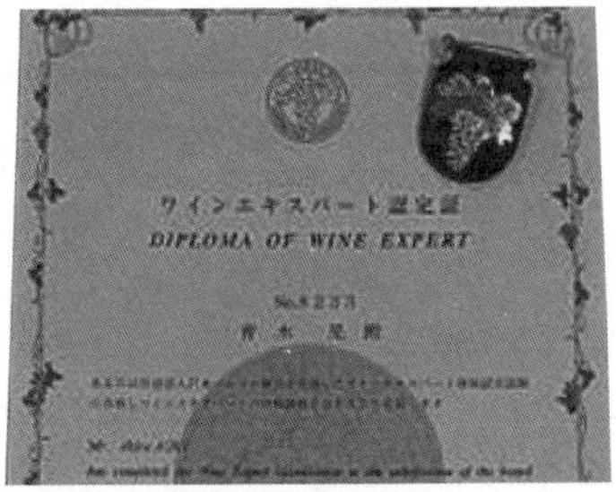

青木醫生也參加了把笑容和元氣送到釜石的夏日祭典志工活動。

紅酒果然有益健康

紅酒之所以有益健康，是因為紅酒裡含一種叫做「白藜蘆醇」的多酚，具有很高的抗氧化能力。不過最近也有指稱白藜蘆醇在體內會被快速代謝掉而無法充分發揮抗氧化效果的說法。

根據英國萊斯特大學的研究，就算白藜蘆醇在體內被代謝掉而變成硫酸鹽，也會依賴細胞內的酵素作用，再次產生白藜蘆醇，而再次產生的白藜蘆醇裡，也有很高的抗癌作用，這已經在老鼠實驗中證實。〔出處①〕

以往都說，為了發揮抗癌的作用，如果不喝大量的紅酒或紅葡萄汁，以及把紅葡萄連皮一起吃，就不會有效果，但是從這個實驗的結果來看，就算量不多也有可能發揮效果。不過，喝入大量酒精是提高罹癌風險的主因，所以要記得，不含酒精的紅葡萄汁，也和紅葡萄酒一樣具有健康效果喔。

紅葡萄酒可以預防憂鬱症、強化筋骨，提升心臟功能與處理氧化壓力的能力等，可以明顯提升運動的表現，尤其是像馬拉松這種需要持久力的運動。〔出處②〕

〔出處①〕
"Sulfate Metabolites Provide an Intracellular Pool for Resveratrol Generation and Induce Autophagy with Senescence." Science Translational Medicine, 2013.
〔出處②〕
"Alcohol intake, wine consumption and the development of depression: the PREDIMED study." BMC Medicine, 2013.
"Improvements in skeletal muscle strength and cardiac function induced by resveratrol during exercise training contribute to enhanced exercise performance in rats." Journal of Physiology June, 2012.

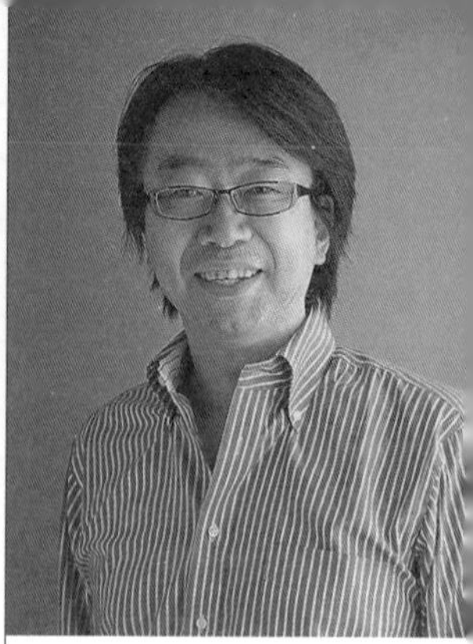

019

幫助女性健康的名醫

宗田聰

廣尾女性診所院長

51歲

Souda Satoshi●1962年生。筑波大學醫學院畢業後，在該大學婦產科進行研究，之後曾任筑波大學講師、美國塔夫斯大學特別研究員等，於2012年擔任現職，著有《三十一歲開始的子宮教科書》（Discover21）。

養生訓

一、**適度就好**

二、**享受刺激**

三、**結交很多朋友**

減肥不要急，慢慢來就好

宗田聰醫生花一年的時間成功減重十二公斤，之後身體狀況也很好，周遭的人都稱讚他看起來變年輕了。

「原本九十公斤的體重，花了一年的時間慢慢減肥，現在又經過了一年，也還是維持在七十八公斤。因為我很喜歡吃東西，所以工作到很晚的時候，就會去吃宵夜、喝葡萄酒，結果馬上就付出了代價，所以我開始覺得這樣果真對健康不好就開始減肥了。」

問他如何在不失去美食家與吃東西的樂趣下減肥成功，他說：「要慢慢地持續限制糖分的攝取，因為快速減肥一定會復胖，所以當我想吃甜食和油膩的東西時就吃，不會忍耐……，不過，在那之後我會澈底反省，然後少吃多運動。雖然基本上就是維持八分飽，不過一開始的時候

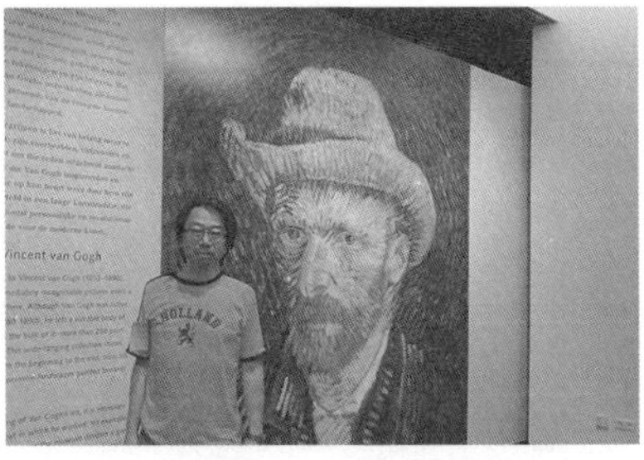

宗田醫生會趁著每次出席國外醫學會的空檔，去享受參觀美術館和博物館的樂趣。

會很困難喔。」羅馬不是一天造成的，減肥也是。

身為幫助女性健康的婦產科醫生，宗田醫生常常為了收集新的醫學資訊而積極參加國外的學會。

「這是很好的刺激，在短短的時間內就能學到最新的醫學研究。因為臨床醫生的責任就是要為病患活用這些新知，所以要盡可能參加學會和研究會。而且只要參加學會，就能遇到在波士頓留學時的恩師和來自世界各地的朋友，還能期待空檔時去參觀博物館和美術館，當然還有美食巡禮。」

宗田醫生年輕時就是個西洋樂迷，也很常去聽演唱會。

「幾年前和女兒一起去了女神卡卡的演唱會。我也很喜歡和年輕族群聊天，為了不被年輕人討厭，我不會不懂裝懂，而是記得放下身段來向年輕人學習。」

宗田醫生是善於享受人生的行動派，在他的周圍總是聚集了很多笑顏常開的夥伴。「很多人聚在一起時，好吃

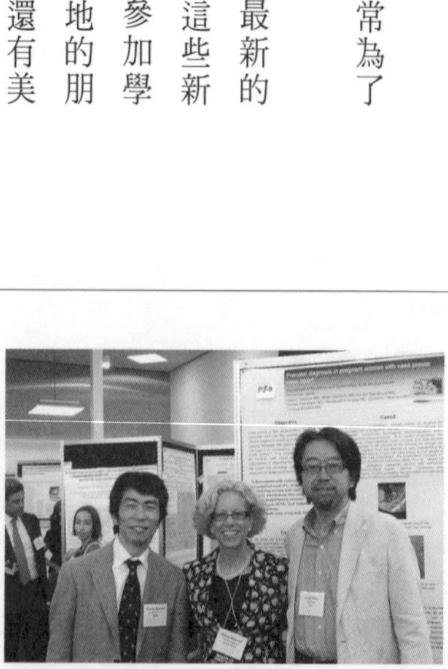

和波士頓留學時期的恩師再會，感覺好像回到學生的時候。

的東西就會感覺變得更好吃了，於是就會吃太多呢⋯⋯真是讓人煩惱。」不過有宗田流的慢慢減肥法就可以放心了！

一邊散步一邊感受大自然，可以放鬆身心。

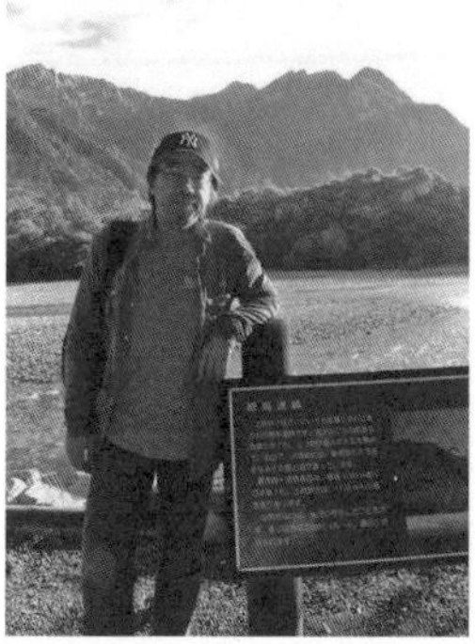

每天量體重，慢慢控制糖分

雖然減肥失敗的經驗談常常被拿來當做聊天的話題，不過根據美國聖母大學的研究得知，其實幾乎所有人都不喜歡這類的話題，因為比起這種自虐的話題，大家還是比較喜歡聽正向的成功故事。〔出處①〕

的確，大家都對關於該怎樣才能瘦有興趣，所以像宗田醫生這樣說出減肥成功的經驗談，就會成為受歡迎的人。〔出處①〕

宗田醫生實行的減肥方法就是「慢慢控制糖分」，根據美國約翰．霍普金斯大學的研究，用低碳水化合物飲食——即減少像飯、麵包及烏龍麵之類的攝取——取代低脂飲食，可以抑制內臟脂肪與脂肪肝的形成，改善血管的健康狀態，達到健康減肥。〔出處②〕

此外，對於血糖值高的肥胖女性而言，與其採取低脂飲食，還不如進行低碳水化合物飲食，這樣即使攝取相同的卡路里量，體重的減少幅度也會比較大，具有減肥的效果。

從美國的長期調查結果得知，想要長期減重成功的重點就是持續測量體重，像宗田醫生也是從開始減肥後，就很勤勞地用體重計確認體重的增減，所以在吃太多的隔天就會把食物限定在低卡路里，控制食量。〔出處③〕

〔出處①〕
"Nobody likes a 'fat-talker,' study shows." University of Notre Dame, May 2013.
〔出處②〕
"Losting belly fat, whether from a low-carb or a low-fat diet, helps improve blood vessel function." Johns Hopkins Medicine, March 2012.
〔出處③〕
"Cutting carbs is more effective than low-fat diet for insulin-resistant women, study finds." The Endocrine Society, June, 2010.

第三章

養其心氣～興趣篇

樂其心，不苦之

（出自《養生訓》第二卷）

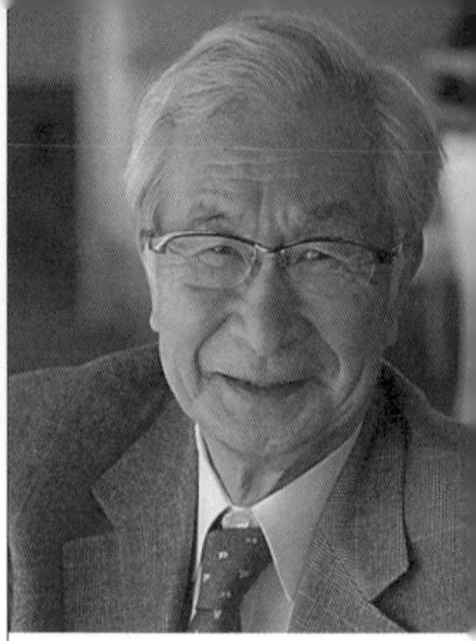

020

站在日本美容外科頂點的名醫

塩谷信幸

82歲

北里大學榮譽教授
NPO法人抗老化網絡理事長

Shioya Nobuyuki●1931年生。東京大學醫學院畢業，結束東京美軍醫院實習後，拿到傅爾布萊特獎學金到美國留學，立志成為整形外科醫生，於1964年回國後，先任職於東京大學醫學院整形外科，之後就任橫濱市立大學整形外科講師、北里大學整形外科教授。

養生訓

一、**靠美女來提升荷爾蒙之力**

二、**不要失去求知的好奇心**

三、**採取不勉強的健康法**

一輩子都要男女相伴

塩谷信幸醫生的活力來源就是被美女圍繞著。

「正因為我就是男生，所以不管到了幾歲還是喜歡女生，坦然以這樣的心情跟美女們開心聊天和吃飯，對我自己來說也是一種刺激，如果還約定了下次的見面，那個約定就會變成我的生存意義（笑）。」不管到幾歲都能用男性的角色來享受和女性相處的時光，這就是年輕的證明啊。

不過話說回來，塩谷醫生的美女朋友還真多啊……。

「當我看到直覺想要親近的女生時，就會毫不掩飾地上前攀談，不被女性討厭的祕訣就是，就算被討厭也不在意。」嘿～怎麼聽起來像二十幾歲男性般出鋒頭！在抗老化的領域裡，雖然有像荷爾蒙補充療法這樣，用藥

七年半來塩谷醫生的部落格從沒停止更新。

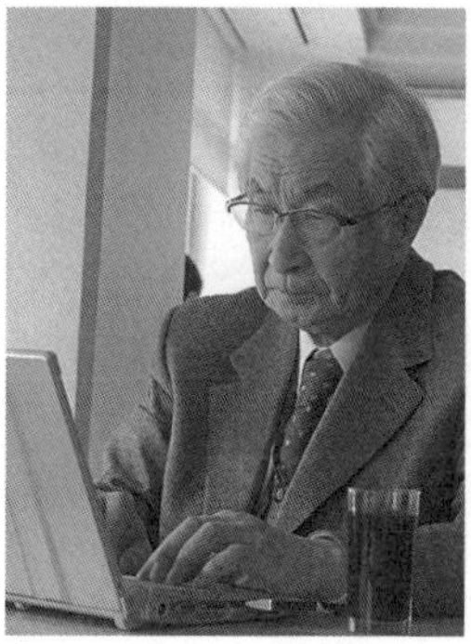

物來補充因年歲增長而減少的荷爾蒙並保持年輕的治療方法……。

「但與其注射荷爾蒙，我認為不如和美女見面、吃美食、開心聊天，更能活化荷爾蒙。」

塩谷醫生在八十一歲時發生交通意外，因腰椎骨折而住院將近三個月。

「年過八十才有了人生第一次的住院經驗，讓我學到了很多東西。」因為傷勢很嚴重，所以雖然已經過了兩年，現在有時候還是會痛。當時他住進自己擔任榮譽教授的大學醫院，卻不喜歡受到特別待遇，所以只要年輕護士叫他「塩谷先生」，他都會笑臉回答「是」。

他很開心地說：「很少有機會可以被年輕又可愛的護士這樣叫，所以很開心喔。」這真的是他的才能，不管在什麼情況下，都能找到那個情況下可以享受的樂趣。

只要到各個學會去，就可以發現塩谷醫生坐在前排，

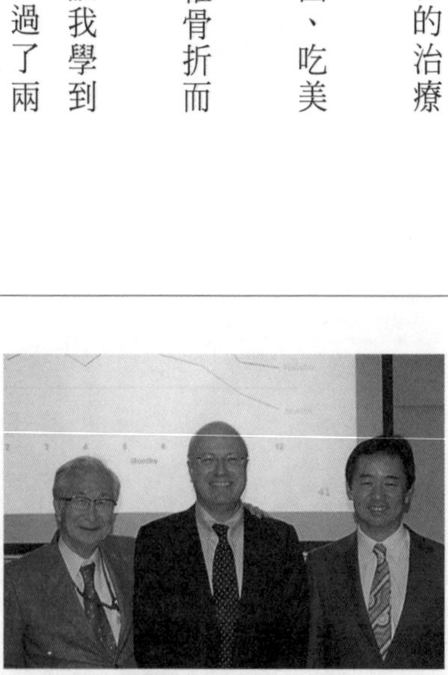

塩谷醫生會積極和外國研究員一同討論，然後很快就變熟了。

認真聽研究報告與熱烈提問的姿態。就算是在國際醫學會上，也可以用流暢的英語，對外國人的研究報告提出疑問或討論。

塩谷醫生也積極使用部落格和臉書，這七年半以來，部落格從來沒有一天不更新。他也很喜歡閱讀，意外住院時，他把以前看過的書反覆閱讀，說是為了防止老人癡呆。

「我不喜歡努力或勉強，只是自然地持續做我想做的事而已。」如果可以找到幾個這樣的健康法，就可以成為即使忙碌也能活躍到一百歲的關鍵了。

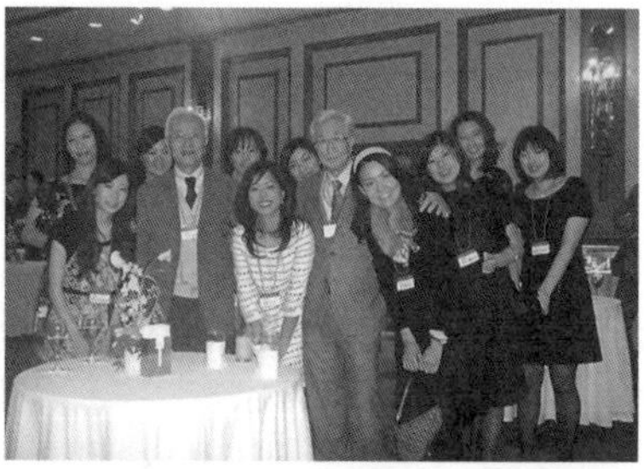

塩谷醫生的周圍美女雲集，還有個傳聞說「只要圍繞著塩谷醫生，就會變成美女！」

好好珍惜好奇心和朋友！

塩谷醫生說他的好奇心很旺盛，那個也想看，這個也想知道，為什麼？為何⋯⋯？好奇心就這樣不斷被挑起。大家知道好奇心是很重要的能量來源嗎？

英國愛丁堡大學的研究顯示，為了提升學業或學問上的好成績，好奇心是非常重要且不可或缺的特質。這個研究分析了至今為止所發表關於學生個性、智能等和成績相關的研究，大約二百件（調查對象的學生總數約為五萬人）。從結果得知，智能的確是影響學業成績最多的最重要因素，毋庸置疑，不過學生的好奇心強弱也是直接帶來影響的要素，和認真（誠實面對學業時的態度）具有相同的影響力。而且好奇心與認真相加的影響力，在學業成績上跟智能具有不相上下的強度，可見這比我們過去所想的

影響力還要大很多。〔出處①〕

以英國六千五百位五十幾歲男女為對象所做的研究顯示，交友廣闊而且會定期和朋友聚會的人，其幸福程度較高，心理狀態也比較穩定。〔出處②〕

美國芝加哥大學的研究表明，孤獨感與孤立感會帶來比肥胖高約兩倍的早死風險。

好奇心和朋友是長壽的關鍵喔！〔出處③〕

〔出處①〕
"The Hungry Mind: Intellectual Curiosity Is the Third Pillar of Academic Performance." Perspectives on Psychological Science, 2011.
〔出處②〕
"Friends are equally important to men and women, but family matters more for men's well-being." Journal of Epidemiology and Community Health, 2012.
〔出處③〕
"Loneliness is a major health risk for older adults." University of Chicago, American Association for the Advancement of Science Annual meeting, February 2014.

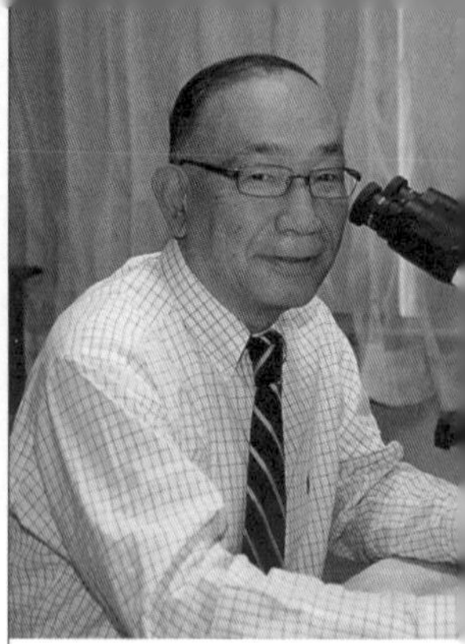

021

影響病理學的名醫

秦順一

73歲

慶應義塾大學榮譽教授　國立成育醫療研究中心榮譽總長
動物實驗中央研究所所長

Hata Junichi ● 1940年生。慶應義塾大學醫學院畢業後，先後經歷東海大學醫學院病理學助理教授、瑞典卡羅林斯卡醫學院醫學研究所客座研究員、慶應義塾大學醫學院病理學教授、國立兒童醫院兒童醫療研究中心等，也擔任NPO法人兒童癌症治療開發支援理事長。

養生訓

一、**不要一直不動**

二、**親近大自然**

三、**為別人貢獻**

守護努力活著的小生命

秦順一醫生是個靜不下來的人，所以現在也還在多所大學和研究所教學和做研究。

秦醫生的興趣是賞鳥，所以他會帶著很重的相機和鏡頭，在北海道到沖繩的範圍裡，追逐美麗鳥兒的身影。而且只要時間允許，不管是酷暑還是寒冬，他都會去揮汗打網球。

秦醫生說：「總之就是不喜歡一直待著不動，因為我的好奇心旺盛，所以興趣越來越多。也因為這樣，我認識了很多不同職業和不同年齡層的人，和他們聊天很開心。」他一副都不會累的樣子。

秦醫生的專業領域是病理學，用顯微鏡等觀察細胞和組織，找出病源及其原因，再做診斷。為了正確診斷病患

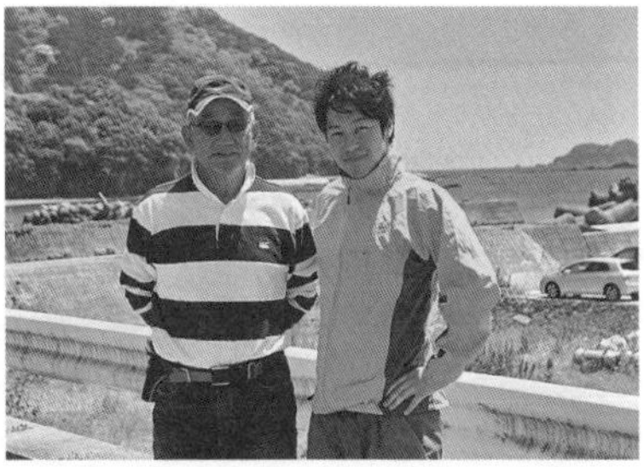

這是賞鳥的夥伴。秦醫生的特長就是不問年齡，和誰都可以馬上變熟。

所得的病，並決定治療方針，這可說是一門很重要的學問，是所有醫學的基礎。

秦醫生說明：「病患體內潛藏的疾病是什麼性質，和那會給身體帶來什麼影響，以及從外表到細胞的程度，都可以仔細小心調查來協助治療，我也會用實驗動物和細胞培養來研究疾病發生的機制。」

用顯微鏡觀察細胞，跟用望遠鏡頭留下鳥兒們一瞬間的美麗身影，兩者感覺在某種程度上有其相似之處。

「是呀，從六十五歲左右開始賞鳥，為了想要拍到稀有鳥類的照片，會用心思在忙碌的時間當中想辦法抽空出門，只要能見到虎頭海雕和鶴，就算去到酷寒的知床也不覺得辛苦。」

他也熱心參與兒童癌症的研究與聲援病患的活動。

秦醫生說：「不知道是不是因為少子化的關係，社會對兒童難治疾病的關心和聲援都少了，這讓我感到非常遺

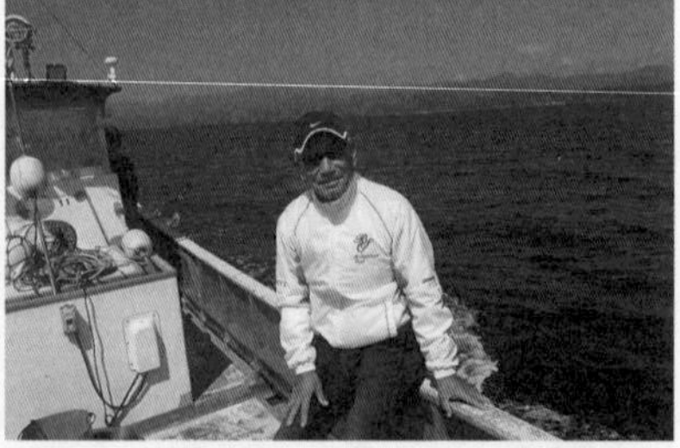

到沖繩外海賞鳥時，看起來很舒服的樣子。

憾，不得不更認真考慮身負未來重任的孩子們的健康。」所以為了兒童醫療的發展，他仍然以現役醫生的身分持續參與活動。

這種看不出來已七十三歲的積極生活方式，還有他面對鳥類、大自然以及小孩的態度真的很棒！

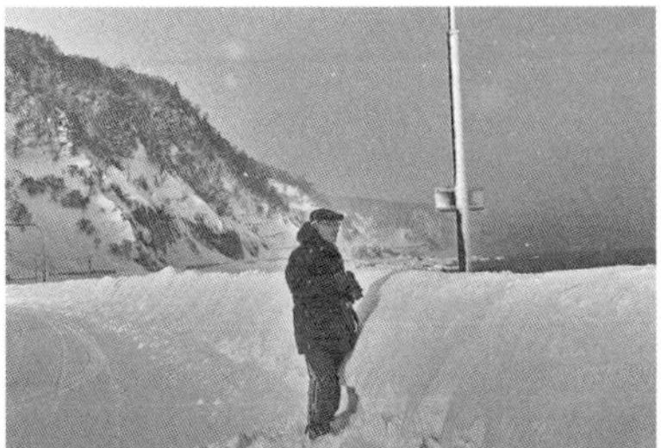

在酷寒的知床，忘我的拍攝虎頭海雕與鶴的秦醫生，好像忘了寒冷似的。

靠運動和賞鳥變得神采奕奕

秦醫生會定期享受打網球的樂趣，實際上這對健康非常有幫助，在英國追蹤調查了三千五百位平均年齡六十四歲的男女八年，結果顯示每週定期做一次中等程度以上活躍運動的人，和沒有這麼做的人比起來，較不易得到心臟病、腦中風、糖尿病、肺氣腫以及阿茲海默症等疾病，可以過著七倍健康的生活。〔出處①〕

從美國康乃爾大學的研究得知，賞鳥可以降低人的壓力強度，讓人放輕鬆，也可以輔助像腦中風之類的復健治療，這個研究是在自家院子裡放鳥飼料觀察，透過網站的會員組織進行。開始這麼做之後，癌症患者每天早上會為了院子裡的野鳥準備核桃、堅果及玉米等，看著小鳥們聚集的模樣，可以緩和對癌症所抱持的不安，而且這樣還可

以保護瀕臨絕種的野鳥，人也可以因為看到色彩鮮豔的鳥類聚集，而感受到活著的意義和樂趣，得到相輔相成的效果。〔出處②〕

這個方法在市中心可能無法仿效，不過像秦醫生這樣帶著望遠鏡出門，到野鳥會出現的海邊和河川沿岸的公園等地方賞鳥，也有益健康。

〔出處①〕
"Taking up physical activity in later life and healthy ageing: the English longitudinal study of ageing." British Journal of Sports Medicine, 2013.
〔出處②〕
"Backyard Birds Help Your Health and Advance Science." RODALE NEWS, October 2009.

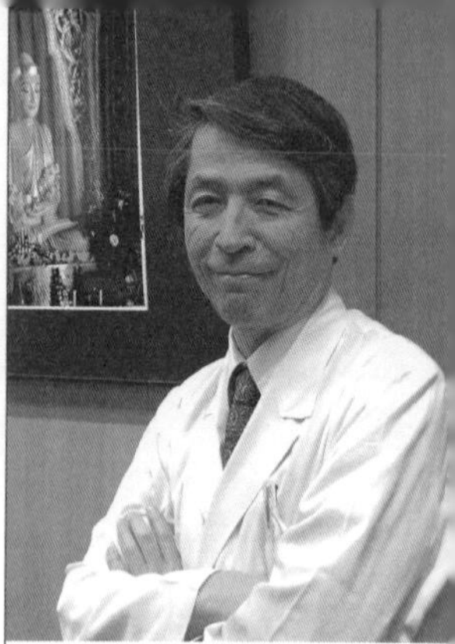

022

把藝術活用於健康的名醫

槙野博史

岡山大學醫院院長

63歲

Makino Hirofumi●1950年生。岡山大學醫學院畢業後，先任職於該大學第三內科，之後到美國西北大學醫學院擔任客座助理教授，回國後，先後擔任岡山大學醫學院教授與該大學牙科藥學綜合研究科長等，2011年起擔任現職，專業領域是糖尿病腎病變的診斷與治療。

養生訓

一、**熱愛藝術**

二、**挑戰新事物**

三、**有志者事竟成**

從不同角度觀察事物

槙野博史醫生的興趣是拍照，而且手法是專業級的，已經出版了很多本自己的攝影作品集。在岡山大學醫院裡，也掛了很多槙野醫生所拍攝的撫慰人心照片，據說這是槙野醫生的提案。

「因為我希望醫院能『充滿藝術』也『充滿愛心』，不管是對病患還是醫療人員，都能提供一個舒適的環境。」

醫療的進步和發展，朝著ＩＴ化與自動化前進，一方面雖然很方便，不過另一方面卻減少了人和人之間的溝通和對話，為了打造一個摸得到、感受得到溫暖的醫院來彌補這個部分，槙野醫生把藝術帶進了醫院，這麼做的意義，就是讓醫院裡洋溢著被明亮包圍的氛圍。

槙野醫生把攝影當作興趣的理由是，「拍照時，可以

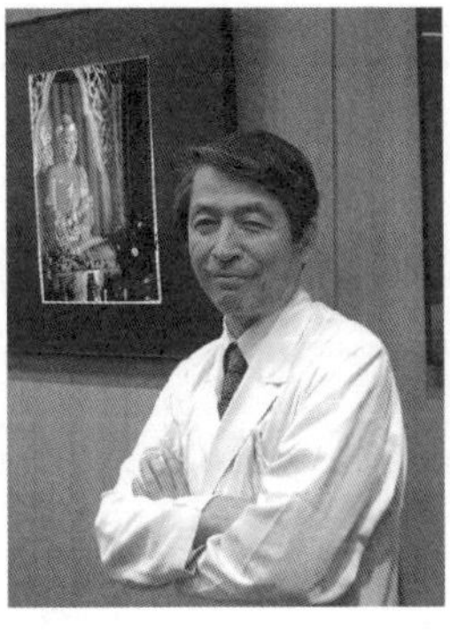

槙野醫生想要打造能夠感受到藝術的溫暖醫院，所以展示照片。

擴展人際圈讓人生變快樂。而且會養成從各種角度來觀察事物的習慣，而不是只有單一的角度，所以會浮現和別人不一樣的想法，成為挑戰新事物的動力。」的確，拍到一張好照片的時候，就是為了留下拍照對象的最美姿態，所以會從很多角度來觀察，因而有時會發覺肉眼看不到的魅力，槙野醫生就是把這個運用在研究時的發想與新的人際圈上呢。

有很多點子的槙野醫生，為了讓病患能夠理解疾病，把自己拍攝的照片與散文，以及簡單說明疾病的童話，以特別的攝影集來出版，其書名也很特別，像是《熊野古道與慢性腎臟病》、《沖繩與代謝症候群》、《阿爾卑斯山與高血壓》等。

槙野醫生在醫院裡不搭電梯，為什麼呢？「因為這對急需使用電梯的病患不好意思，所以我盡量不搭。」也完成一天走一萬步的目標。

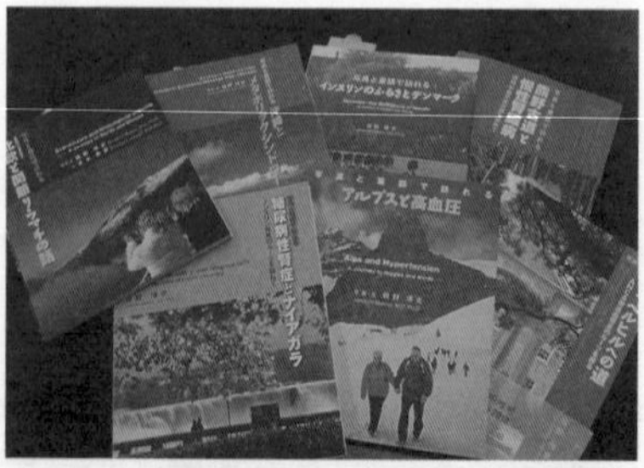

槙野醫生用自己拍攝的照片、散文及童話，發行了許多簡單解說疾病的攝影集。

槙野醫生的座右銘是「有志者事竟成」。「只要向別人請教就能打開一條路，路打開了，接下來就只剩下往前走！一輩子學習，一輩子持續抱持著好奇心，這就是我最棒的健康法。」

槙野醫生用笑容和信念來擔負院長的重任，在忙碌行程的空檔，享受取景窗裡的世界……他所有的生活方式都充滿了好奇心呢！

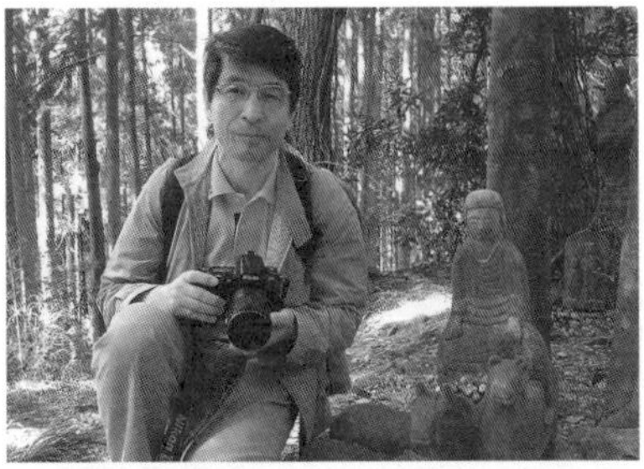

槙野醫生在熊野古道享受邊走邊拍的樂趣，這張照片是妻子拍的。

藝術可預防失智症與腦中風

根據英國新堡大學的研究得知，即使年紀增長，接觸藝術還是有開啟新世界之類的效果，有助於延緩失智症的惡化。這是整理少數高齡失智症患者的案例研究所得到的結果，其中有一個案例是，一位擅長編織的八十幾歲女性，因為腦中風而變得無法編織，當她把自己關在家裡時，將她帶去參觀在美術館舉辦的編織藝術展後，她又開始了原本應該辦不到的編織，在那之後生活也變得很有精神。研究人員表示，在迎接高齡化社會的過程中，如果美術館和博物館等能積極舉辦一些給年長者參與的課程和展覽等，會有助於維持年長者的身心健康。〔出處①〕

根據英國牛津大學的研究，事先聽到專家說某件藝術作品是「真品」時，大腦的反應與聽見「贗品」時完全不同。實驗結果顯示，看到據說是真品的畫時，會活化腦中的回饋系統，這個反應剛好和吃到美食以及賭贏時的反應一樣。以前的人會很講究美術品是真品還是贗品，或許就是因為受到這樣的大腦反應影響，所以我們在欣賞藝術時，也要鎖定在確定是真品的東西上喔！〔出處②〕

〔出處①〕
"Art can change your world, experts say." Newcastle University, April 2013.
〔出處②〕
"Human Cortical Activity Evoked by the Assignment of Authenticity when Viewing Works of Art." Frontiers in Human Neuroscience, 2011.

023

逐夢門診很受歡迎的日本畫家名醫

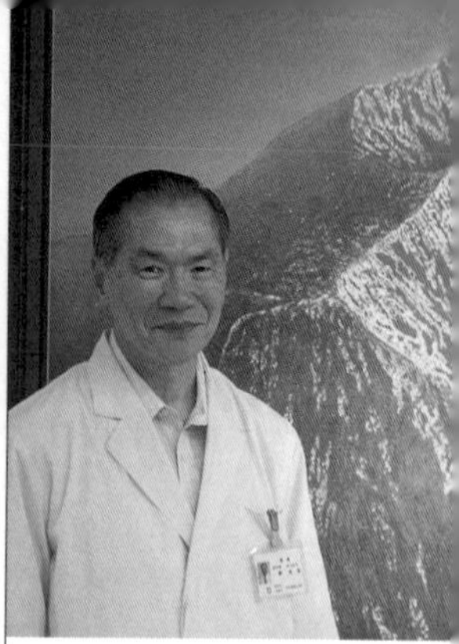

納光弘

前鹿兒島大學醫學院教授
財團法人慈愛會會長

71歲

Osame Mitsuhiro●1942年生。九州大學醫學院畢業後，先後任職於聖路加國際醫院、國立療養所南九州醫院、東京大學，之後到美國梅約診所留學。1987年擔任鹿兒島大學醫學院教授，2001年起擔任鹿兒島大學醫院院長，任期兩年，於2007年退休。2003年開始畫日本畫，2010年入選日本美術展覽會。

養生訓

一、盡量靠飲食治病

二、持續追求夢想

三、夫妻關係良好

自己決定的事就要實踐

2009年納光弘醫生因為糖尿病被診斷出代謝症候群而感到震驚，「我覺得這是我身為醫生，卻忽略自己不斷對病患所說的『飲食和運動』而得到的報應，於是我立下一年內要做些什麼來改善的目標，而且盡量不依賴藥物，靠運動和飲食來克服代謝症候群。」他真的實現了這個目標，果真令人刮目相看！

消除代謝症候群的實踐內容，大多是每天運動（散步和打高爾夫球等）一個小時左右、每天早上在固定的時間量體重並記在表格上、注意飲食的卡路里攝取，不過他沒有放棄他最喜歡的酒，只是少喝一點。

事實上，納醫生在五十九歲時得到了痛風，在治療的同時，還澈底研究了自己的身體，然後出版名為《就算喝

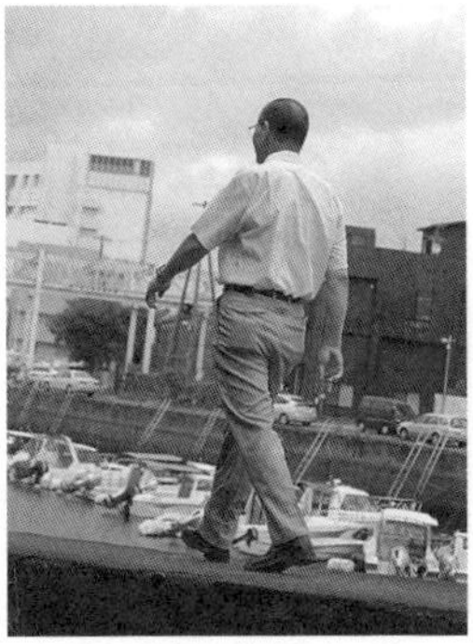

納醫生幾乎每天都會在港邊看著櫻島散步，而且走很快。

著啤酒，也能治好痛風！》的書。就在那個時候，他身為鹿兒島大學醫院的院長，過著忙碌的日子，睡眠時間也少，壓力很大，因此尿酸指數急速飆高。他在這個時候也是靠著抽空吃飯、運動、消除壓力，而漂亮地克服了痛風。

六十五歲從鹿兒島大學退休後，因為想要珍惜對病患的「真心」，開始了多年來所夢想的「逐夢門診」，就是星期日採預約制，每個病患大約有一個小時可以慢慢看診，這樣像作夢一樣奉獻真心的門診。

納醫生笑容燦爛地說：「當看診病患開心對我說『煩躁不安都消失了』或是『光是你能仔細聽我說話就讓我覺得有精神了』，這些對我來說，真的很開心。」

其實納醫生在十八歲時，就騎著腳踏車完成沒有花錢的縱斷日本之旅。

「從北海道開始騎，中途也爆胎很多次，因為在陌生

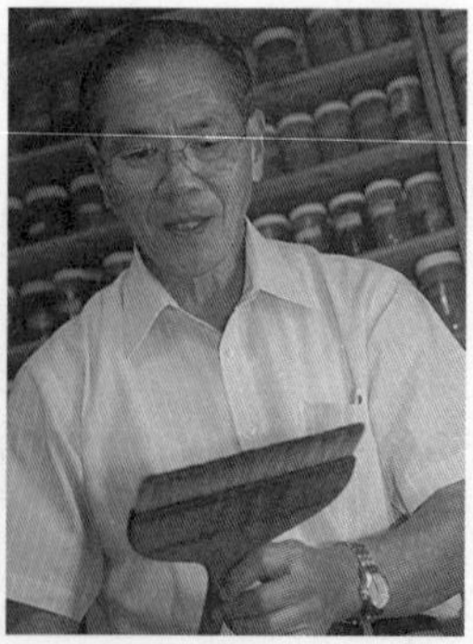

納醫生在自家畫室流露出身為日本畫家的認真表情。

人的幫助下順利完成，所以接觸到人心的溫暖，讓我更加堅定想當醫生來報恩的決心。」這就是逐夢門診的原點！

納醫生退休後還實現了另一個夢想，就是以日本畫家出道，而且很快就入選日本美術展覽會。

「那個支持我不斷築夢的人，就是在相親時讓我一見鍾情的妻子博子，是我的心靈寄託。」真美好！

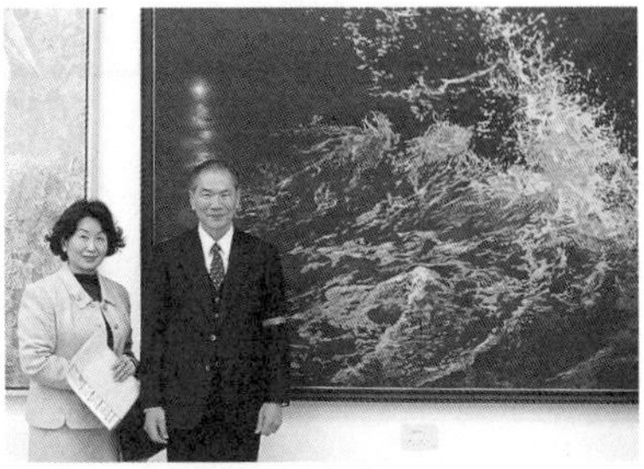

在首度入選日本美術展覽會的作品《黎明》前面，和愛妻博子的合照。

夫妻關係良好就能長壽

根據美國猶他大學以一百三十六對平均年齡六十三歲的夫婦為對象所進行的研究，當夫妻處於互相抱持著對立的情感並感受到焦慮和不確定感的狀況下，夫妻雙方得到腦中風和心肌梗塞等心血管疾病的風險會提高，相反地，在夫妻擁有強烈的互相幫助和支持的意識狀況下，得到心血管疾病的風險會降低。夫妻是身邊最親近的人，每天都要見面，如果感到壓力而焦慮的話，對健康不好也可想而知。如果像納醫生夫婦一樣，夫妻相處融洽過生活，對雙方健康都非常好。〔出處①〕

美國密蘇里大學哥倫比亞分校的社會心理學者在報告中指出，關於退休後的生活，雖然男性會比女性更認真考慮，但是在這樣的情況下，大多只是自顧自地想著自己要一個人到溫暖的地方打高爾夫球……之類的，可是如果想要過更好的晚年生活，夫妻過了四十五歲以後，最好一起好好聊聊想要怎樣的晚年生活，這是很重要的事情。而且雙方還可以認真聊聊年輕的時候結為夫妻、生小孩、成為父母後，想要當怎樣的父母？想要怎樣養育孩子？藉此找回熱情，只要夫妻倆能一起討論關於自己晚年的夢想，就能避免出現誤會和問題。〔出處②〕

〔出處①〕
"Spousal Relationship Quality and Cardiovascular Risk: Dyadic Perceptions of Relationship Ambivalence Are Associated With Coronary-Artery Calcification." Psychological Science, 2014.
〔出處②〕
"Spouses play an important role in planning for retirement, researcher finds." University of Missouri-Columbia, September 2013.

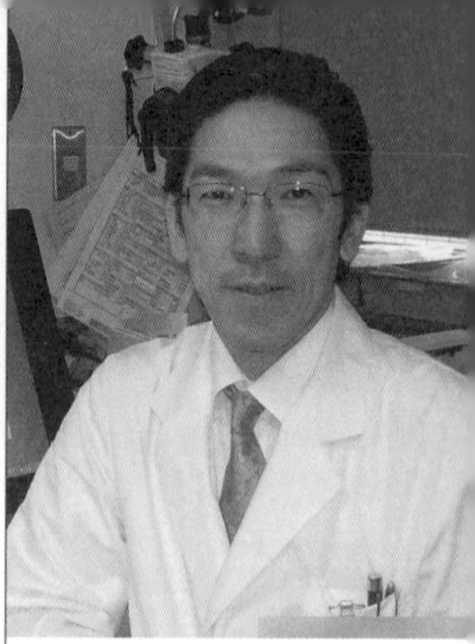

024

研究讓聲音變年輕的第一把交椅

平野滋

49歲

京都大學醫學研究所耳鼻喉科、頭頸部外科講師

Hirano Shigeru ● 1964年生。京都大學醫學院畢業後，先後擔任天理萬諮詢所醫院醫務人員、京都大學耳鼻喉科、頭頸部外科助理、UCLA研究員、威斯康辛大學研究員、京都醫療中心氣管食道科醫療主任，於2005年擔任現職，專業領域為嗓音外科、聲帶治療、頭頸部癌症功能保存治療。

養生訓

一、**傾聽**

二、**說話**

三、**歌唱**

靠K歌與對話讓聲音變年輕

平野滋醫生負責的「聲音門診」主要處理許多歌手和主播們因亂用或誤用聲帶而產生息肉等關於聲音的症狀和疾病。

「日本從以前開始就有默默工作的習慣，認為講話是不道德的，也因為這樣的影響，很多人即使隨著年紀增長而變得重聽、聲音老化，也無奈覺得『年紀大了沒辦法』。可是重聽和發聲障礙卻是造成年長者健康明顯變差的原因之一。」平野醫生的健康法就是發出聲音。

平野醫生有時會去練唱室做發聲練習，或是去唱KTV，藉此一同釋放壓力。不過總覺得唱KTV好像對喉嚨不太好……。

平野醫生建議：「雖然唱到失聲不好，不過一天唱三

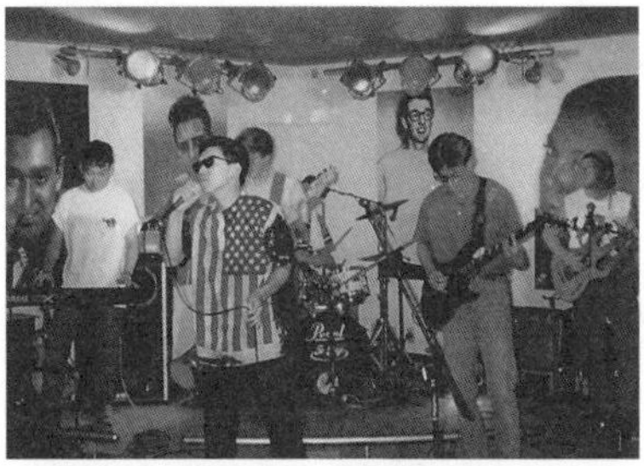

平野醫生年輕時也曾在樂團擔任主唱，這是二十幾歲時熱情演唱時的照片。

四首的話，對聲音的練習剛剛好，如果可以，不要一直唱同一首歌，可以挑戰各種歌曲，從低音唱到高音，試試發出音域更廣的聲音。」

其實平野醫生很會唱歌，擁有漂亮的嗓音，年輕時曾擔任樂團主唱，現在也會唱各式各樣的歌，不管類型是搖滾、歌劇還是合唱曲。

「發聲所必需的聲帶，是由周邊的肌肉所支撐，是非常纖細的黏膜，聲帶如果不常使用就會乾癟，周邊的肌肉也會萎縮。為了維持年輕的聲音，就要在不過度使用聲音的程度下，享受適度的對話，和廣泛年齡層的人聊天，因為使用不同的聲音，也可以訓練支撐聲帶的肌肉。」也就是說，不只要和家人小聲說話，也要外出發出和平常不同的聲音，或跟小嬰兒和寵物說話，發出又高又可愛的聲音。

勿視、勿聽、勿言是過去日本人的美德。

「如果變得重聽，很難聽見人家說的話，跟家人、朋友的對話就會減少，接著就會不喜歡和人見面而不想外出，因而感到孤立和孤獨，造成罹患憂鬱症和失智症的可能。」而且隨年齡增長所帶來的聲帶萎縮，也會增加氣管阻塞和肺炎的風險。

「為了不讓聲音隨著年歲增長而低沉或沙啞，一定要和人說話、聽人說話，跟人一塊開心唱歌。」

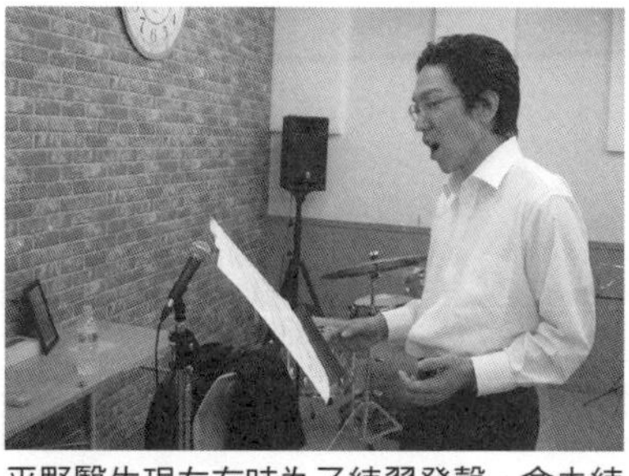

平野醫生現在有時為了練習發聲，會去練唱室或 KTV。

不要忽略聽力和聲音的老化

根據美國杜克大學醫療中心的研究，聽力和聲音的問題是讓年長者溝通能力下降的原因。過去的研究也顯示，六十五歲以上的人有接近半數抱持著重聽等聽力相關的問題，其中有三分之一因為發聲障礙等聲音問題而煩惱，這就是讓憂鬱、不安、被社會孤立的年長者增加的直接原因。

那麼，再以二百四十八位平均年齡八十二點四歲的年長者為對象進行研究，大約有11%有聽力和發聲兩方面的問題，而且很多有憂鬱症的症狀。研究人員表示，如果配偶等人早點發現並帶往治療的話，可以防範因為兩方面惡化而導致溝通能力下降的狀況於未然。〔出處〕

關於發聲障礙、聲音嘶啞等和聲音有關的診斷和治療，目前全世界也都在加快研究調查的進程，特別是為了拯救歌手、主播、老師、律師、銷售員等這些只要無法好好發出聲音就會降低工作產能的人，一定要早日找出正確診斷和治療方法。在等待這些方法問世之前，不如就像平野醫生一樣，適度說話和K歌，發出各種聲音，努力對抗聲音的老化！

〔出處〕
"Hearing, Voice Problems Worsen Seniors' Communication Skills." Duke University Medical Center, June 2009.

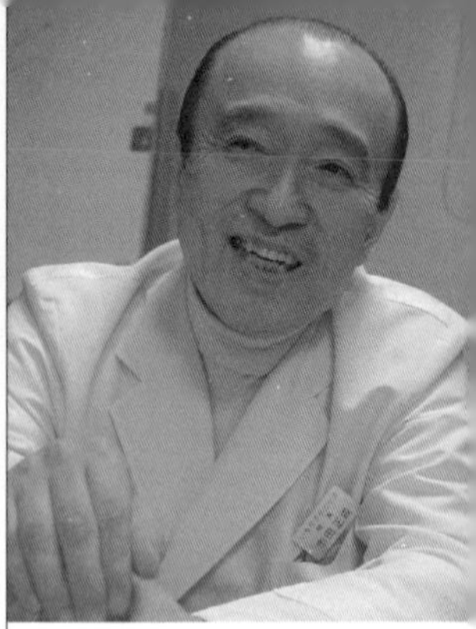

025

協助病患變美的名醫

市田正成

68 歲

市田診所院長　日本美容外科學會理事

Ichida Masanari●1945年生。京都府立醫科大學畢業後，任職於該大學整形外科，之後先後擔任北里大學整形外科講師、朝日大學牙醫系附屬村上紀念醫院整形外科講師，1985年開始擔任現職。他也為急診病患看診，經營的美容外科受到當地人們的信賴，高超的技術能力也深獲醫生們的信賴。

養生訓

一、**感謝的心**

二、**持續成長**

三、**一輩子投入職場**

受人信賴是心靈的支柱

在美容外科界，只要一提到「岐阜的市田診所」，沒有一個美容外科的醫生或整形外科的醫生會不知道，市田正成醫生就是這麼有名。如果要說他為什麼那麼有名，首先就要提到他靈巧的手指，市田醫生的左右手都可以寫字和握手術刀。

市田醫生說：「我認為這是神賜給我的禮物，所以我為病患而用，不管是拿手術刀、素描還是寫字，左右手都幾乎沒有差別，可以正確又迅速地完成。」他給我看的筆記本上，條列了漂亮的手寫字。

市田醫生忙碌的一天，從早上九點開始到晚上九點以後，在最後一個病患回去之前，都持續看診沒有休息。

市田醫生笑著說：「為了維持能量不間斷，我會在診

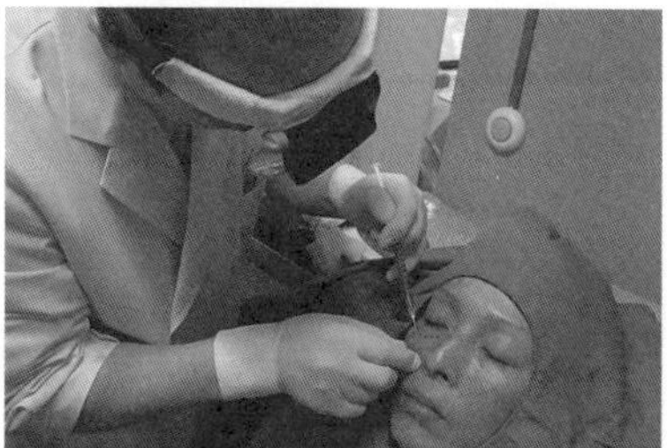

「就是想讓病患變美」的熱情是市田醫生的動力，目前他也持續在研究新的手術方法。

療的空檔，喝加入維他命C和檸檬酸的果汁，迅速恢復疲勞，為病患努力。」在工作結束後，只要還有時間，他就會到附近的餐廳享受岐阜的美食。

「我靠美食和美酒轉換心情，並補養明天的工作活力。」這樣的生活……真的全是為了病患呢，而這似乎就是他的能量來源。

不只是美容，對於交通意外和受傷的急診病患，就算是在看診時間之外，市田醫生也會積極幫病人治療和手術。

市田醫生說：「為了不讓意外受傷的病患留下傷疤……並盡量讓他們在治療後比遭受意外前還漂亮，我會盡全力進行手術。」

「能給市田醫生動手術真是太好了！」來自病患的口碑就這樣廣泛流傳，讓當地人從小孩到老人都到診所報到。

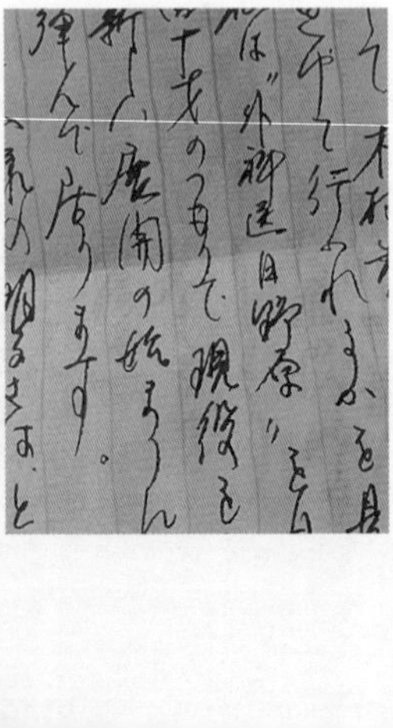

名醫寫的一手好字！看這順暢運筆！

「就算是打針，也有不會痛的方法。病患已經受苦了，所以要用心讓他們盡量感受不到疼痛和不安。」

市田醫生在抽脂與自體脂肪移植的手術技術開發上也是日本的第一把交椅，他也寫了專門給醫生看的教科書。「為了那些『想要變美的心情』已經覺醒的人，不論年齡和性別，我都會考量各種方法，對每個病患選擇適合的手術方式。在美容外科裡，要求具備好好與患者溝通的特質和靈巧的手指，以及高度的醫療知識。我就是以這個理想為目標，每天精進自己。」在走到人生盡頭之前，他說他要為了病患當外科醫生到最後一刻。

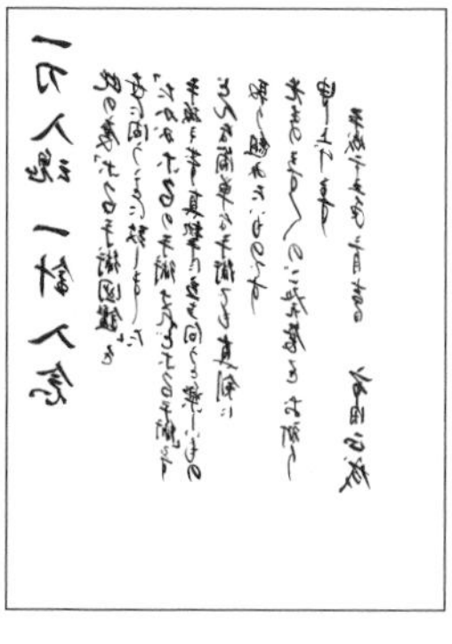

市田醫生用一筆寫下的鏡像文字！

雙手並用讓腦袋健康

雖然有90%左右的人是右撇子，不過本來就是左撇子的人，為了避免在右撇子的生活裡感到焦慮與不便，在成長過程中也會變成右撇子。

近來腦科學發達，闡明了右撇子與左撇子的人在大腦活動上的明顯不同。

例如，想要接近某樣東西的欲望高漲時，右撇子的左腦（意識、邏輯、分析、語言以及記號和數字等的認知）活動會變得活躍；吸引力下降的話，右腦（無意識、直覺、想像以及音樂和繪畫的認知）的活動就會變得活躍，而左撇子的大腦反應和右撇子剛好相反。〔出處〕

有個說法是理科的天才裡有很多人是左撇子。關於這個說法，假設右撇子對於語言相關的資訊處理有98%是由

右腦和左腦的功能

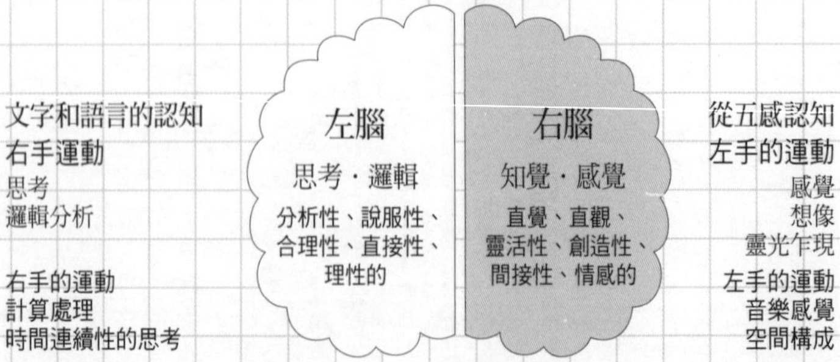

左腦進行，那麼左撇子的不同之處就是，有70%由左腦處理，15%由右腦處理，15%由左右腦一起處理。這個差異可能讓左撇子擁有把右撇子無法形成的想像與抽象思考等語言化的能力。

如果是這樣，兩手都很靈巧的市田醫生，會比左撇子更能平均使用到左右腦，這或許就是為什麼他擁有身為外科醫生的優秀特質。

〔出處〕

"Motivation and Motor Control: Hemispheric Specialization for Approach Motivation Reverses with Handedness." PLoS ONE, 2012.

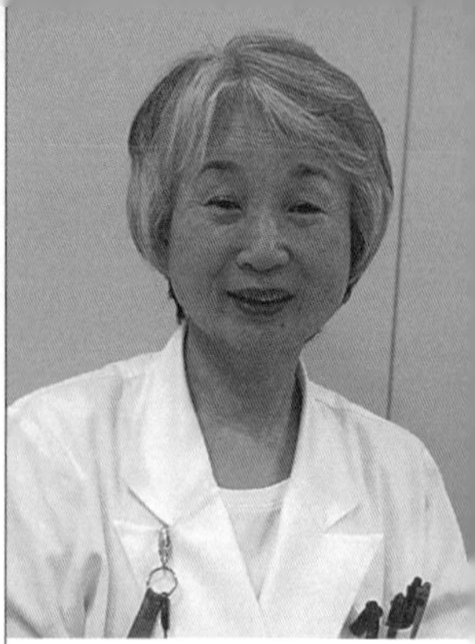

026

把溫泉和大自然運用在治療上的名醫

猪熊茂子

日本紅十字會醫療中心
過敏風濕科主任、風濕中心主任

Inokuma Sigeko●東京大學醫學院畢業後，於1981年開始任職於都立駒込醫院過敏結締組織病科。兼任獨協大學醫學院講師等。專業領域是風濕、結締組織病、過敏。以日本溫泉氣候物理醫學會理事的身分，研究如何把溫泉和大自然的物理性刺激運用在治療上。

養生訓

一、**享受溫泉**

二、**與大自然和平共存**

三、**對科學抱持好奇心**

把溫泉和大自然運用在治療上

猪熊茂子醫生的肌膚非常健康、光滑，是溫泉的效果嗎？

猪熊醫生笑著說：「不是，如果可以常去泡溫泉就好了，不過實在太忙了……，因為忙碌，所以幾乎都沒有化妝，可能是因為這樣吧？」

猪熊醫生所屬的日本溫泉氣候物理醫學會，是對溫泉的治療效果和增進健康的效果進行科學的研究，並把成果活用在西洋醫學上。從古至今，溫泉都持續受到世界各地人們的喜愛，曾作為羅馬帝國士兵和日本戰國時代武士們的療傷之所而興盛，後來才推廣用於幫助一般人們治病和維持健康。猪熊醫生也因為專業領域的關係，而建議為過敏和風濕所苦的病人採用溫泉療法。只要有主治醫生開立

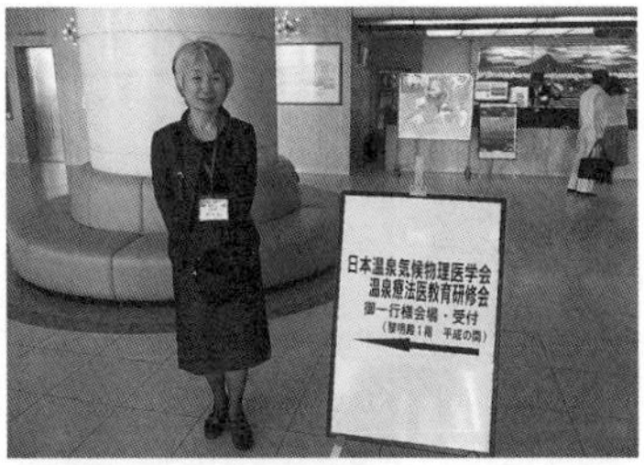

因入浴而死亡的意外一年大約有 1 萬 7,000 件，猪熊醫生說：「為了守護尊貴的生命，我想要推廣安全入浴的方法。」

的醫囑，就可以列入醫藥費扣除額，減輕經濟上的負擔。

「在溫泉池裡做復健的話，會因為水的浮力而不會給膝蓋和腰帶來負擔，溫泉水還可以促進血液循環，緩和病患的疼痛，讓人非常開心。」

猪熊醫生雖然自己也很喜歡泡溫泉，不過每天的診療讓她沒有時間悠閒的泡溫泉。

「不過如果有到外地或海外參加醫學會之類的話，就算只有很短的時間，也會去富有溫泉和大自然的地方，暫時轉換心情。」這樣善於運用時間，真讓人佩服。

問她想當醫生的契機是什麼，她露出懷念的樣子說：「上大學後，只是懵懂地想要和科學扯上關係，結果就開始走上醫學的道路了，我對大自然的力量會對人體產生什麼樣的影響也有興趣。」

風濕和結締組織病的病患會有很嚴重的疼痛，治療有進展的話，會漸漸恢復血色，重展笑容。只要看到病患這

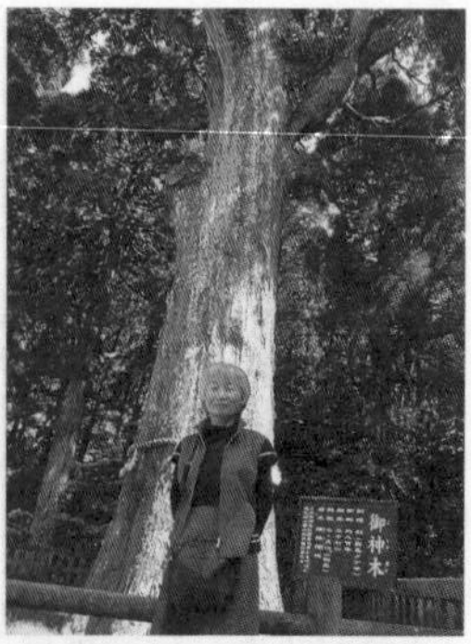

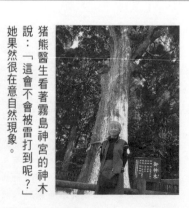

猪熊醫生看著霧島神宮的神木說：「這會不會被雷打到呢？」她果然很在意自然現象。

樣的美麗模樣，就會感受到醫學的美好，也會對病患的治癒力和生命力感到驚訝。

「我認為巧妙引出病患與身俱來的自然治癒力，也是醫生的責任，為此泡溫泉創造了良好的機會。」

悠閒泡在浴缸裡入浴，整個身體都會被熱水的溫度和壓力包覆，讓身體連內部都溫熱起來，改善血液循環。這裡傳遞的訊息是，如果想要恢復疲勞的話，希望是泡全身浴或半身浴，而不要只是淋浴。

這裡是日本溫泉氣候物理醫學會的舉行地點，也是霧島溫泉的源頭，「看著漂亮的藍天，就不會在意硫磺的臭味了。」

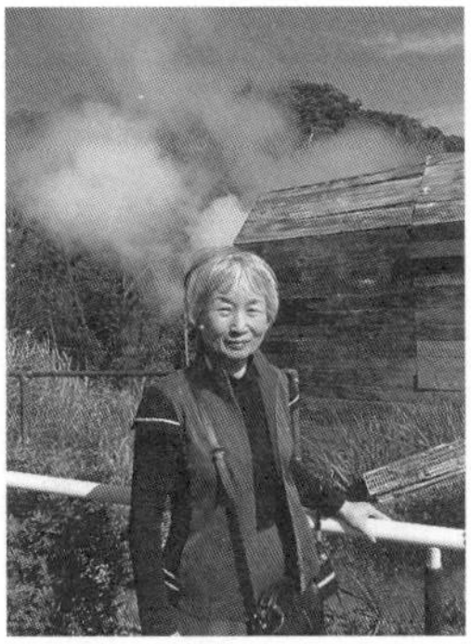

入浴前跟別人說一聲，溫溫的、慢慢泡

大家知道一年大約有一萬七千人因入浴而死亡嗎？比因為交通意外而死亡的一年五千人要高出三倍以上，即使全世界也看不到這樣的數字，冬天尤其常見，而且特徵是男性比女性多。至於原因，猪熊醫生她們還在調查當中。

為了預防入浴時的意外死亡，不要在酒後入浴，洗澡和換衣服等地方也不要有室內溫差，而且在入浴前，要跟家裡的人說一聲。只要說一聲「我要去洗澡囉」，就算萬一發生意外，也會有人發現。

洗澡水太燙也很危險，雖然是個人喜好，不過最有效果的是在四十一度的熱水裡泡十分鐘左右，這樣身體的核心部分體溫也會上升一點五度左右，增加血液循環和出汗，排出體內廢物。

被稱作「美人湯」的溫泉大多是「鹼性泉」，因為鹼性的湯泉有去除皮脂和老廢角質的效果，能讓肌膚表面變光滑，所以有這樣的稱呼。

據說像酸性泉和硫磺泉這類殺菌效果高的溫泉，對異位性皮膚炎很好，不過刺激性也很強，所以要留意。也常聽說……溫泉對癌症有效，不過目前醫學上還沒被證實。

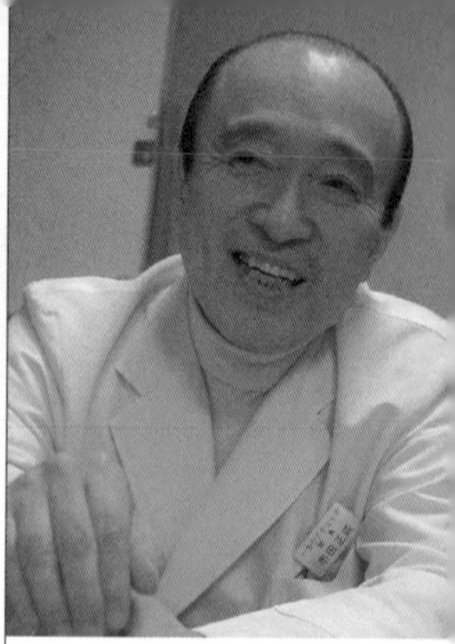

027

太空輻射、粒線體研究的第一把交椅

馬嶋秀行

59歲

鹿兒島大學醫學暨牙醫科學研究所太空環境醫學課程教授

Majima Hideyuki●1955年生，日本大學牙醫系畢業後，先後當過國立放射線醫學綜合研究所研究生、哈佛大學附設麻省總醫院研究人員、東京大學醫學院助理等，也在教育部工作過，於2003年起擔任現職，專業領域是粒線體醫學、太空輻射的細胞傷害等。

養生訓

一、**和人聊天，一起大笑**

二、**胸懷大志**

三、**永不放棄**

保持面對夢想的能量

馬嶋秀行醫生的研究主題是聽起來很困難的太空環境醫學和粒線體。

他解釋說：「用太空梭把神經細胞帶上宇宙，分析細胞在外太空會產生什麼變化。」

粒線體的重要功能是在細胞裡把氧氣轉換成能量，一旦粒線體受到損害，就會變成生病和老化的原因。太空輻射比落到地球的輻射還要強一百倍，馬嶋醫生就是專門研究太空輻射會對細胞——特別是粒線體——帶來什麼影響。

參加國際學會時，只要一有問題，馬嶋醫生就會馬上舉手發問，這在安靜的日本人當中是很少見的，所以外國人馬上就記住了他的名字。

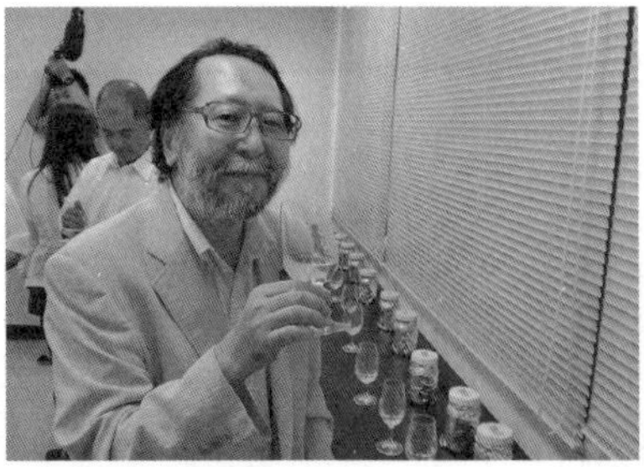

馬嶋醫生試喝實現自己夢想的太空燒酎，讚不絕口地說：「口感柔和好喝。」

「我的健康法就是和全世界的研究人員一塊討論，然後一邊喝酒，一邊聊聊研究的夢想。也曾因此而和外國研究人員展開共同研究。因為很忙碌，所以也沒做什麼特別的運動，這樣說來，我好像沒有在注意健康呢……。」雖然他這麼說，不過他出差時，會背著裝有電腦和資料、將近二十公斤重的後背包，在國內外到處走動，這就是個很好的運動了，就像是在爬山一樣！

馬嶋醫生雖然在東京出生，但長年在鹿兒島大學任職的這段時間，讓他變得超喜歡燒酎。後來有一天他在喝燒酎時突然產生了「如果用到過太空旅行的酵母和麴菌來做燒酎的話，不知道會是什麼味道？」的疑問，於是在2011年時，讓太空梭帶著燒酎的酵母和麴菌飛上太空，再返回地球，並與鹿兒島的燒酎製造商一起製作燒酎。就這樣，經過太空旅行的燒酎完成了，用「太空通訊」的名字販售時，很成功地完售。

這裡面放了搭乘太空梭去旅行過的燒酎酵母和麴菌。

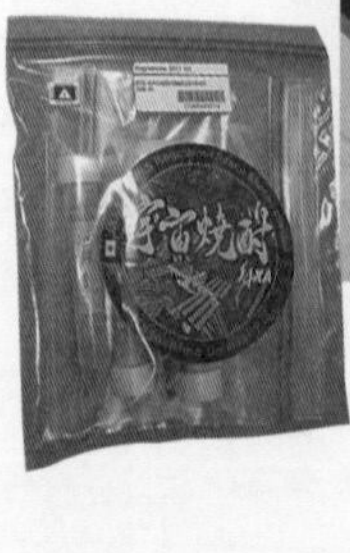

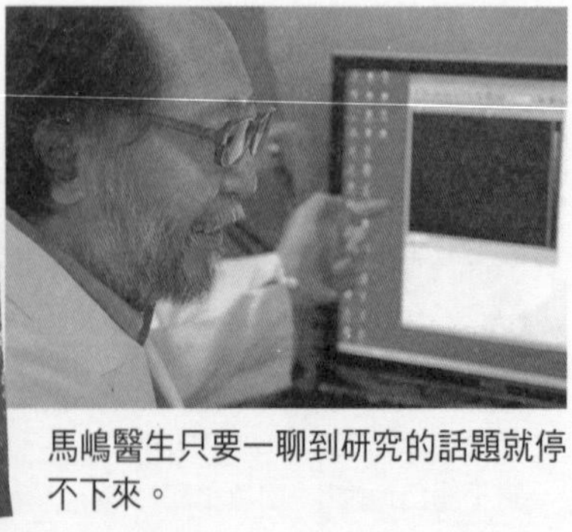

馬嶋醫生只要一聊到研究的話題就停不下來。

他開心地說：「用經過太空旅行的酵母和麴菌所做出來的燒酎，口感柔和順口，很好喝喔，真不愧是我夢想的味道！」

「欸，那是不可能的吧？」為了被認為異想天開的夢想東奔西走，並動用人脈，最後把它實現，這就是馬嶋醫生厲害的地方！擁有連美味的燒酎都自己做的行動力，以及實現夢想的熱情，這正是馬嶋醫生的元氣來源。

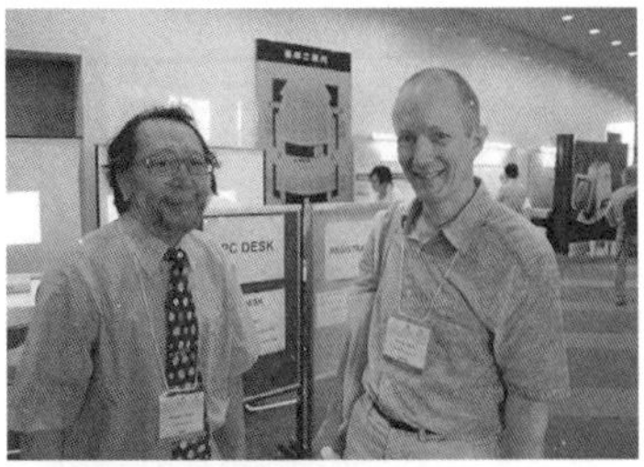

馬嶋醫生靠著銀河圖樣的領帶、巧妙的提問以及優異的語言能力，馬上就和外國人熟了起來！

把焦點放在決定壽命的粒線體上！

決定我們壽命的重要角色就是由粒線體擔任，粒線體雖然能在細胞內製造能量，不過也會隨著年紀增長而減少、衰退，帶來老化。

粒線體是在人類和動物的細胞內製造能量的微小粒子，約為千分之一公釐的大小，一個細胞裡有數百個以上的粒線體。粒線體運用氧氣和氫氣產生能量時，如果氧氣外漏到細胞裡，就會傷害細胞裡的DNA。隨著年紀增長，因為細胞和粒線體的功能會衰退，產生不良的粒線體，增加氧氣外漏，降低能量產生，所以會加速老化。

受到包含太空輻射的放射線刺激也會對細胞內的粒線體造成傷害，研究如何修復這些傷害就是馬嶋醫生的使命。

因此，過度的壓力、自由基、活性氧、病毒、細菌、化學物質、空氣汙染等，也可以視為造成粒線體衰退的原因物質。

換句話說，與老化有關的粒線體是掌握生命關鍵的存在，要怎麼樣粒線體才能在氧氣不外漏的情況下製造能量，而且能夠不隨著年齡增長而衰退，真想趕快知道啊。

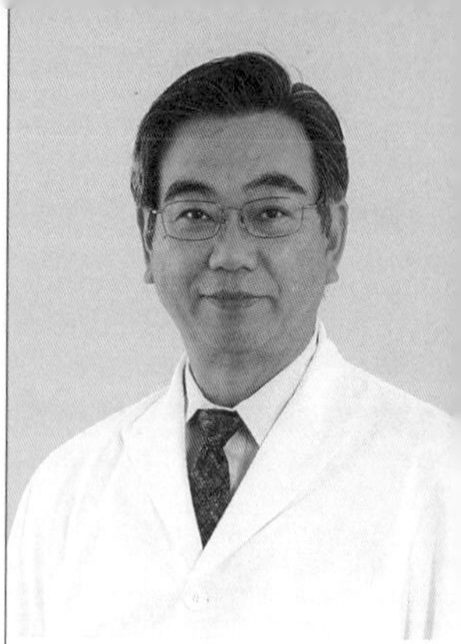

028

兒童白血病的先驅

水谷修紀

東京醫科牙科大學副校長

65歲

Mizutani Shuki●1949年生，東京大學醫學院畢業後，到英國留學，之後任職於國立幼兒醫院，2000年起擔任現職，專業領域是兒童血液、腫瘤，也擔任日本白血病研究基金營運委員長、癌症兒守護會研究評估委員等，以兒童癌症、兒童白血病等為中心，進行啟發病患的活動。

養生訓

一、**重視孩子**

二、**保持笑容**

三、**說老掉牙的笑話緩和氣氛**

用老掉牙的笑話讓大家露出笑容

長年從事兒童癌症和兒童白血病的研究和治療，小兒科的水谷修紀醫生說：「大家知道小孩的難治疾病會成為大人治療癌症的線索嗎？」根據他的經驗發現，對於受到重症折磨的孩子們所做的研究結果中，提供了關於預防與治療成人疾病的方法提示與訊息。

「為了不遺漏這些命懸一線的孩子們所發出的訊息，我把陪在這些受到難治疾病折磨的孩子們身邊，守護他們，為他們治療當作是我的使命。」

據說在他當住院醫生的時期，有個忘不了的經驗，成了讓他立志當小兒科醫生的關鍵。

「那是一位非常可愛的四歲小女孩，因為急性骨髓性白血病而過世的傷心事，所以我決定把研究和治療白血病

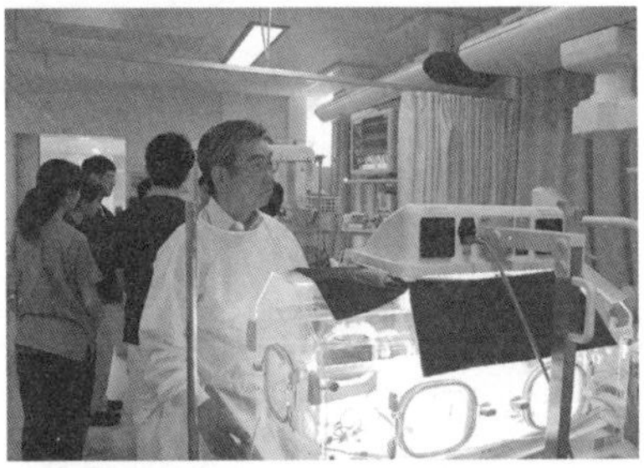

水谷醫生正在診療因黃疸症狀而住進新生兒加護病房（NICU）的嬰兒。

當做一生的志業。」

之後去倫敦留學，認識了以社會善心來支援難治疾病患者的「基金」之重要性，於是自己在回國後就創設了白血病的研究基金。

最近因為父母親不健康的生活習慣與不注重健康而造成自己基因損傷，並對胎兒和小孩的基因帶來不好影響的事情，已經越來越明顯了。

「維持健康其實也跟子孫的健康息息相關，所以不要認為身體只是自己的，因為認真守護自己的健康，也就是替未來的自己把健康的生命傳遞給子孫，這是很重要的事。」

據說水谷醫生自己最好的健康法就是打高爾夫球，因為會走很多路，也可以培養集中力，並忘掉日常生活。

他苦笑著說：「因為可以盡情在綠茵草坪上邊走邊流汗，所以會想要更頻繁去球場呢。雖然散步也對身體很好，但是單純走路很快就膩了，其實是自己不想走啦，真是不養生呢……。」

水谷醫生的周圍總是笑聲不絕於耳，而說到這個，也是託水谷醫生輕快的笑話和幽默的發言之福。

「用平常的話來講，就是老掉牙的笑話啦……，如果這樣就可以讓大家露出笑容的話，我很樂意一直說笑話！」

臉上總是掛著笑容的水谷醫生，只要和小孩講話就會自然露出笑容，他果然是天生的小兒科醫生呢。

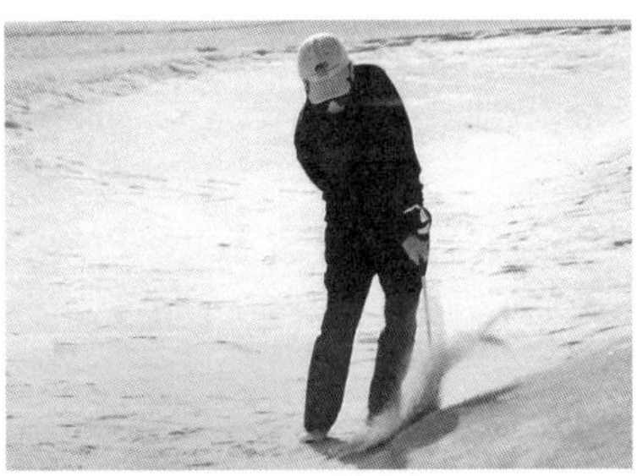

聽說打高爾夫球是改善運動不足和消除壓力的最好運動。

個性開朗才是長壽的條件

笑到底是不是最好的藥，其實有正式的研究喔，是針對「發表於1946年到2013年之間和笑的健康效果相關之研究」所作的分析結果。例如，在醫院透過小丑進行逗人發笑的治療，雖然無法緩和小孩手術前的恐懼感，不過卻可以緩和疼痛。此外，也可以降低成人心臟病發作的風險，改善慢性阻塞性肺病（COPD）患者的肺功能。而且大笑還可以增加卡路里的消耗，藉此降低糖尿病患者的血糖值。還有一個有趣的研究結果是，有報告指出會被小丑逗笑的女性，體外受精的受孕機率比較高。另一方面，也有報告指出，大笑會引起癲癇和氣喘的發作，以及尿失禁等，所以好像不能斷言地說大笑是最好的藥。〔出處①〕

美國艾伯特．愛因斯坦醫學院的研究表明，雖然一百歲的長壽者與長壽基因有關，不過幽默感、社交的性格、樂觀的個性以及是否積極也同等重要，甚至更重要。〔出處②〕

像水谷醫生這樣，擁有讓周圍捲進笑聲漩渦裡的個性，才是健康長壽者的重要條件。

〔出處①〕
"Laughter and MIRTH (Methodical Investigation of Risibility, Therapeutic and Harmful) : narrative synthesis." BMJ, 2013.
〔出處②〕
"Positive attitude towards life and emotional expression as personality phenotypes for centenarians." Aging, 2012.

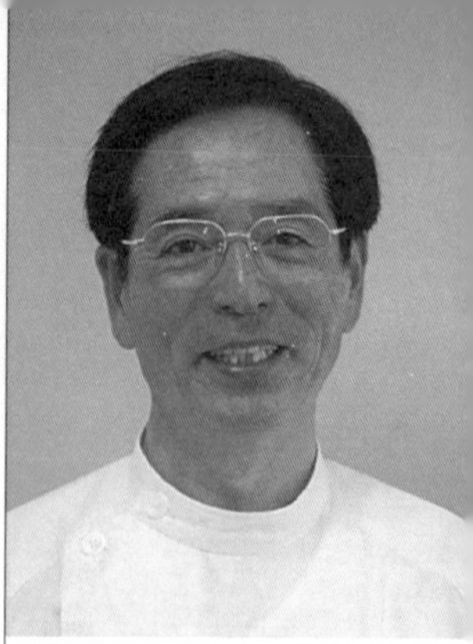

029

心理健康的名醫

山本晴義

橫濱勞災醫院勞工心理健康中心主任

65歲

Yamamoto Haruyoshi ● 1948年生。東北大學醫學院畢業後，以日本醫師會認定的企業醫生、日本精神科學會認定的專科醫生、日本溫泉氣候物理醫學會認定的溫泉療法醫生，以及資深企業諮詢師的身分活躍。著作有《每日壓力當天結算主義》（NHK出版）。

養生訓

一、抱持每日壓力當天結算的主義

二、為了健康地工作而運動

三、夫妻相處融洽

擁有許多釋放壓力的方法

山本晴義醫生的健康法是「不要把壓力留到隔天」，壓力要在當天消除，不累積壓力對身心健康都很重要。

「K歌、慢跑、看韓劇、打拳擊、聽音樂會……我還有很多釋放壓力的方法喔，配合時間、地點，以及自己所身處的情況，運用各種釋放壓力的方法，一旦感受到壓力就能很快把它忘記。」

看了他的研究室一圈後，看到拳擊沙包。

「其實我很喜歡電影《洛基》，不管是運動不足而感到焦慮的時候，還是想轉換心情的時候，只要戴上手套打拳，心情就會一下子變爽快。」

山本醫生為了健康地工作而活動身體。

「我除了走路通勤和去健身房外，週末還會去箱根和

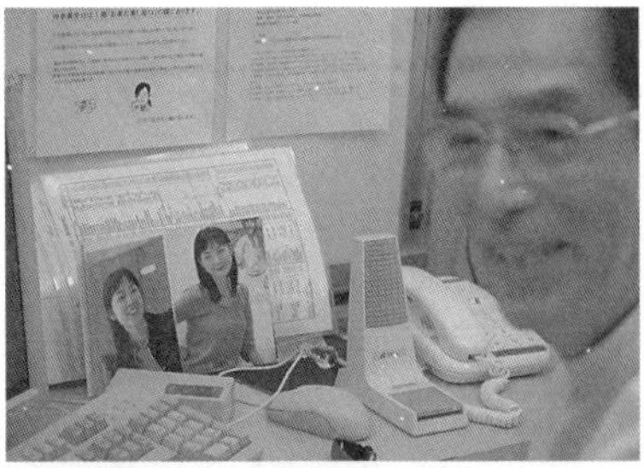

山本醫生的桌上擺著他很喜歡的崔智友照片，累的時候瞄一眼就會露出微笑。

鎌倉散步，嗯，大概走了十五公里左右吧，太太也跟我一起走喔，一邊看風景，一邊買東西，所以不會膩，也不會累。我也參加了東京馬拉松，用自己的步伐慢慢跑，大約花了六個小時跑完全程。」看他一副運動員的樣子。不過運動果然可以釋放壓力，也對心理健康有益，他建議：「至少每天十五分鐘就好，運動一下吧，就算是廣播體操也好。」

一天二十封，一個月六百封的電子郵件諮詢會寄到山本醫生那裡，山本醫生每封都會看，也都會回覆。

他笑著說：「裡面也有暗示自殺和想死的留言，所以我每封都會認真看認真回信，雖然很累，但是我想，只要能幫助到被社會孤立的人，就算三百六十五天二十四小時不停歇也行。」

山本醫生說，在忙碌的空檔裡，能夠撫慰心靈的就是喜歡的人和寵物的照片。

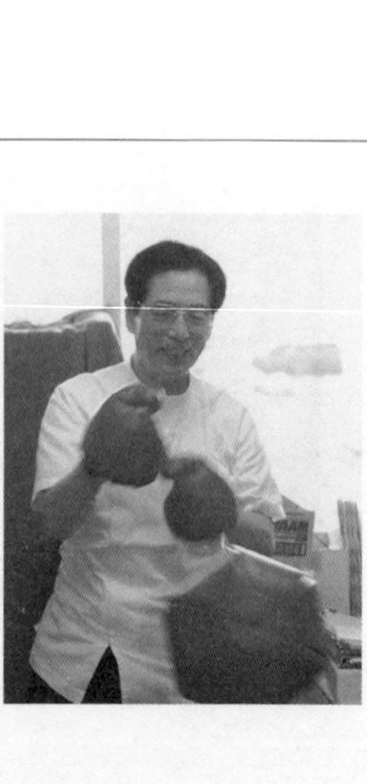

用揮拳來釋放壓力！讓心情變得舒暢！

「因為我喜歡崔智友，所以把她的照片放在桌上，療癒我的疲累。」他一邊說著一邊把照片給我看，他和他太太之間有熱門的韓劇話題可以聊，感情融洽。

「夫妻各是身邊最貼近的人，彼此必須努力讓對方感受不到壓力，我家因為有韓劇，所以夫妻相處融洽。」只要善於管理壓力，即使像山本醫生那麼忙碌，也可以很有精神，完全不覺得累呢！

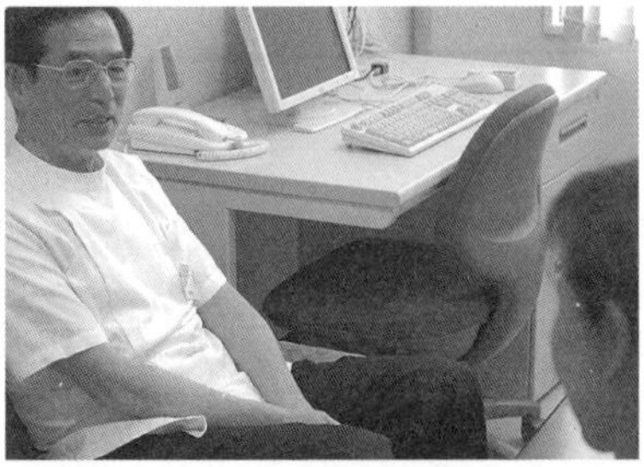

和病患一起哭一起笑，山本醫生說：「只要我還活著，就要繼續當醫生。」

要細心關注壓力和夫妻關係

根據芬蘭育華夫斯基拉大學的研究顯示，四十幾歲從事重體力勞動工作而承受很多壓力的人，和沒什麼壓力的人相比，活到七十幾歲時的住院風險會比較高。這是從1981年開始，經過二十年，分析五千六百二十五位四十四歲到五十八歲的人所得到的結果。四十幾歲時的重體力勞動和心理壓力，竟然會對往後的人生造成負面傷害……，山本醫生說的沒錯，壓力就應該在當天解決。〔出處①〕

說到夫妻關係也是如此，美國杜克大學的研究表明，相處融洽的夫妻，早死或猝死的風險較低，比較可能長壽。這個研究仔細分析了被稱為「北卡羅來納大學校友心臟研究」（UNCAHS）的數據，從參與的四千八百零二位1940年代出生者的資料中分析，發現中年時有

保持良好關係的伴侶者，和離婚、喪偶後沒有另尋伴侶的人比起來，猝死的風險比較低。〔出處②〕

根據這個結果，研究人員表示，擁有良好婚姻關係或良好伴侶，與中年之後的健康和長壽息息相關。

〔出處①〕
"Job strain in the public sector and hospital in-patient care use in old age: a 28-year prospective follow-up." Age Ageing, December 2013.
〔出處②〕
"Consistency and Timing of Marital Transitions and Survival During Midlife: the Role of Personality and Health Risk Behaviors." Annals of Behavioral Medicine, January 2013.

第四章 勞其身～工作篇

捨己為人

（出自《養生訓》第六卷）

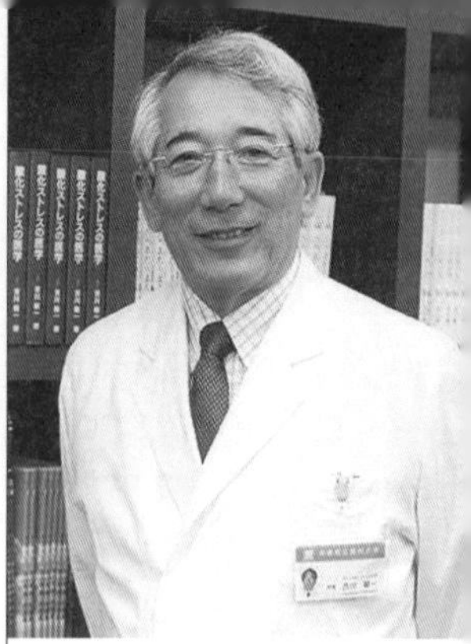

030

自由基與抗老化的權威

吉川敏一

京都府立醫科大學校長

67 歲

Yoshikawa Toshikazu ● 1947年生。京都府立醫科大學畢業後，曾任美國路易斯安那州大學客座教授、東京大學尖端科學技術研究中心客座教授等，之後擔任京都府立醫科大學教授，2011年起擔任現職，帶領重視臨床科學證據的預防醫學與抗老化醫學。

養生訓

一、**溫故知新**

二、**盡全力**

三、**和人聊天**

鼓勵別人，自己也被鼓舞

總會關心周圍的人，讓大家感到愉快，吉川敏一醫生就是這樣善解人意的醫生。

他笑著說：「當我還是消化系統內科的新人時，常常會在醫院留宿陪病患。」而且那個時候，患者對他說「來當我家女婿吧！」的請求聽說絡繹不絕，即使現在當了院長，他的人品依舊沒有改變。

就算休假，只要時間允許他就會去醫院露臉，跟工作人員打招呼，去看一下讓他放心不下的病患，診察一下。

「孤獨感和不安會延緩病情的復原，只要我稍微露個臉，打聲招呼，病患就會早日恢復元氣，這樣我自己也會充滿元氣。」

因為在「溫故知新」的京都出生長大，所以吉川醫生

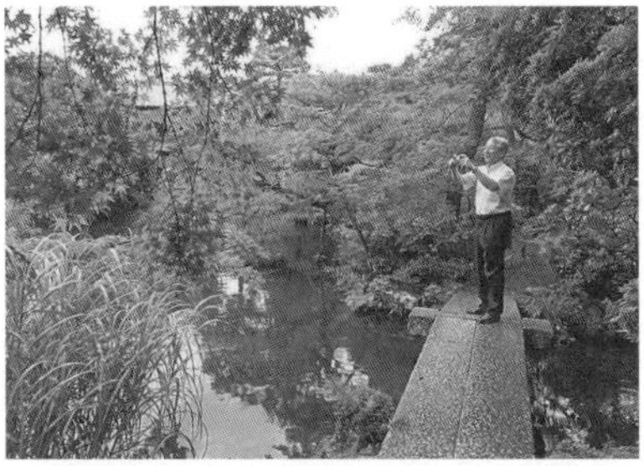

吉川醫生為了再次發現自己家鄉京都的魅力，很享受散步中的照片拍攝。

很重視傳統和文化。

「日本各地的風俗習慣和傳統習慣當中，有很多是有助於維持健康的，而那些方法為何有益健康，又為什麼會有正面的效果，讓我想要用科學來分析。而隨著研究進展，就會發現那些方法大多真的有其科學根據與運作機制，我很佩服以前的人，雖然他們不懂科學，但卻依靠經驗發現了有益身體的事物，然後成為代代相傳的習慣而深植人心。我接下來還要好好研究各地有名的河川、蔬菜等。」

正如他所說，他出差到每個地方，都會和各式各樣的當地人聊天，全心全意投入去了解當地的文化。

「當疑問不斷湧出，就不得不去詢問，這樣不僅可以和對方相處融洽，也可以增長我自己的知識，讓人生變得豐富起來。」

吉川醫生因為喜歡葡萄酒，所以為了找尋富含多酚的

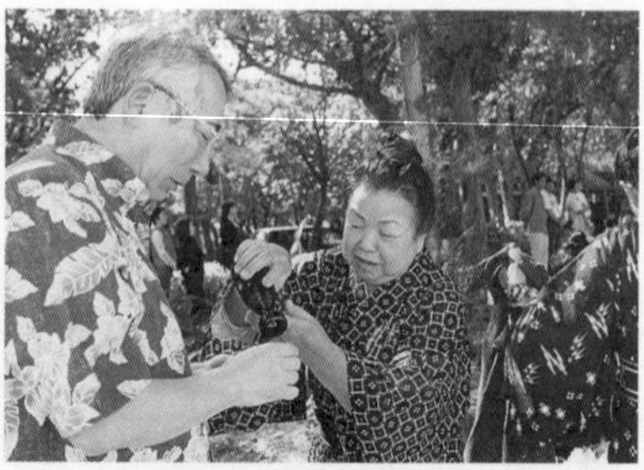

在沖繩共飲友誼的泡盛酒，吉川醫生與「阿婆」也很快就成了好朋友。

葡萄酒，非常熱中這方面的研究，還會到葡萄酒的製造商那裡詢問。

「當我對紅酒裡所含多酚這種抗氧化物的健康效果進行研究而有所進展時，除了紅酒之外，我也對紫薯、紅蘿蔔、橘子、橄欖等的多酚產生了興趣，開始尋找這類富含多酚的蔬菜和水果。因為如果可以，與其吃藥，不如吃美味的食材來恢復和維持健康吧。」

的確，比起苦口良藥，還不如吃滋味豐富的美食來養生！

吉川醫生非常關注富含多酚的紅酒製造，所以在忙碌之餘還到產地去觀摩學習。

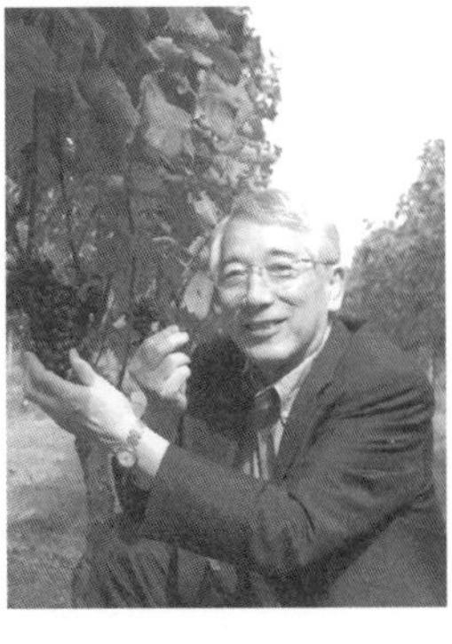

多酚是健康長壽的關鍵！

根據西班牙巴塞隆納大學針對八百零七位六十五歲以上男女所做的十二年調查結果，一天透過飲食攝取六百五十毫克多酚的年長者，其死亡風險比沒有攝取的年長者大約低30%，說明多酚有益身體健康。多酚富含於紅酒、茶、咖啡、蔬菜、水果、堅果類以及穀物裡。（出處①）

當我們看著料理時，會感受到蔬菜水果的鮮豔色彩與美味，而蔬菜水果的顯色就是因為含有多酚，所以我們或許本能地就知道多酚對身體很好呢。吃很多不同顏色的食材，自然就可以增加多酚的攝取量。

美國南佛羅里達大學的研究顯示，從綠茶和藍莓等富含多酚的食材中萃取出來的萃取物，可以保護年長者的大腦健康，延緩失智發生，在這個研究中，讓五十二位年長者吃抗氧化的營養補充品，讓五十三位吃安慰劑，然後進行認知能力的測驗，結果顯示吃了抗氧化營養補充品的那一組，對認知功能有所改善。研究人員指出，年長者若沒法攝取大量藍莓或綠茶的話，為了健康可以吃萃取精華的營養補充品，這樣或許可以維持年長者的大腦健康。〔出處②〕

〔出處①〕
"High Concentrations of a Urinary Biomarker of Polyphenol Intake Are Associated with Decreased Mortality in Older Adults." Journal of Nutrition, 2013.
〔出處②〕
"Nutraceutical Intervention Improves Older Adults." Cognitive Functioning Rejuvenation Research, 2013.

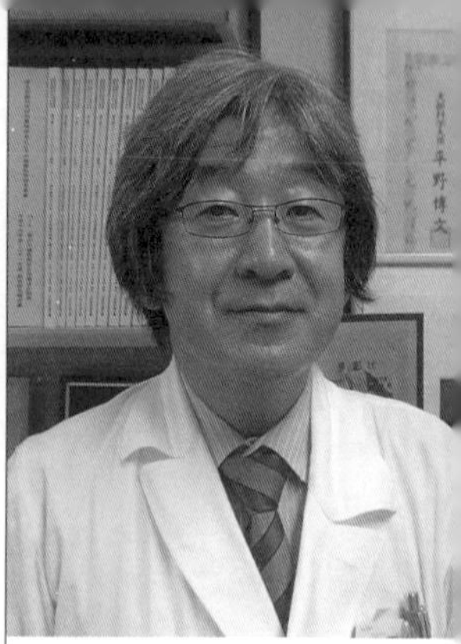

031

和難治疾病患者同行的名醫

服部信孝

順天堂大學腦神經內科教授

54歲

Hattori Nobutaka●1959年生。順天堂大學醫學院畢業後，先後擔任名古屋大學醫學院生物化學教室與順天堂大學醫學院神經學課程助理、臨床講師、助理教授，2006年起擔任現職。進行難治疾病帕金森氏症的相關研究，並開發治療藥物，此外，他讓患者擁有勇氣的誠心也獲得很好的風評。

養生訓

一、**以成為醫學界的鈴木一朗為目標**

二、**不斷前進**

三、**珍惜每分每秒**

以鈴木一朗為目標

身為神經內科醫生，服部信孝醫生為很多失智症及帕金森氏症的患者診療，同時也對疾病的原因和治療藥物的開發等進行最尖端的研究，他的帕金森氏症和失智症的病患門診數是日本第一。

服部醫生很有精神地說：「我以成為神經內科的鈴木一朗為目標，用廣角打法為眾多的病患努力做出貢獻。」鈴木一朗的廣角打法是什麼意思呢？

「為了提高社會大眾對診療、研究與疾病的關心，我希望讓他們從各種角度來接觸難治疾病，努力加深他們的理解，不要把難治疾病當作難以理解或無法治癒的疾病，或只有特殊的人才會得到的疾病。」為了達成這樣的目標，服部醫生把行程規劃按分鐘來安排，還曾有去歐洲參

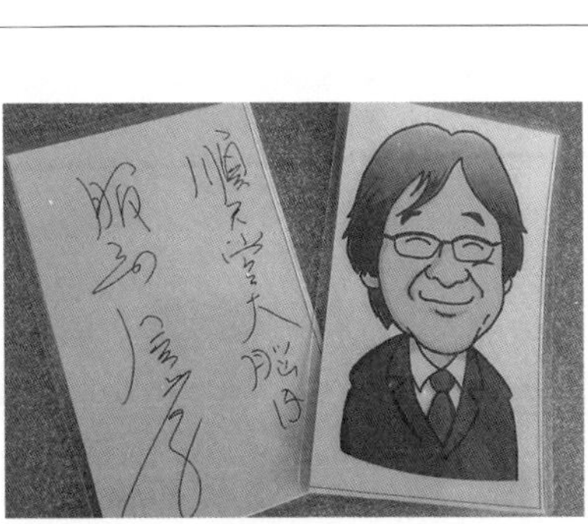

送給病患的卡片裡有服部醫生的人像畫，同樣也有充滿元氣的笑容。

加學會，卻連一晚都沒有留宿的經驗。

服部醫生眼睛炯炯有神地說：「我不浪費時間，如果我浪費自己的時間，就會對病患造成困擾……，所以我要像『紅鬍子』一樣珍惜每分每秒，成為一個為病患奉獻一生的醫生，這就是我的健康法！」

為此，即便他沒什麼時間去做他喜歡的運動，他還是很健康。

「我大概兩個月才能去一次健身房，不過我很喜歡運動，以前曾是棒球投手，也會高爾夫球和保齡球，因為我來自長野，所以滑雪也很厲害。我從以前開始不管做什麼都會全神貫注，是很熱衷的類型，這種不斷往前的個性也是從小到大都沒變，所以投注於病患的心思是我的健康支柱。」

來神經內科看診的病患，大多是為難治疾病煩惱的人，身體因為疼痛而無法自由活動，笑容也隨之消失，最

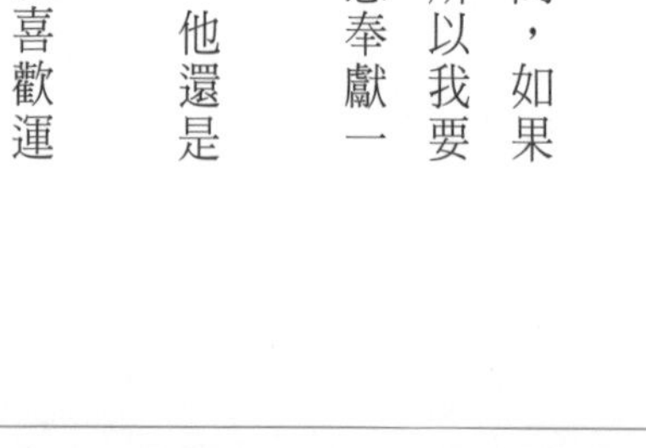

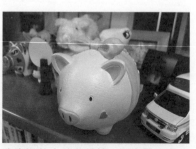

病患送的小豬存錢筒，因為醫生名字「Nobutaka」裡的「buta」發音與日語的「豬」相同，小豬的東西變多了。

後發展成憂鬱症的案例也很多。面對這樣的患者，服部醫生為了讓他們恢復活下去的欲望，總是用很大的聲音和燦爛的笑容來和他們接觸。

「為了讓患者感到安心，覺得『只要來到服部醫生這裡就沒問題了！』我一定要很有精神、充滿活力才行，沒有人想要給容易生病、沒有精神，又陰沉的醫生看病不是嗎？」想要成為受病患尊崇的名醫，健康本身才是最基本的！

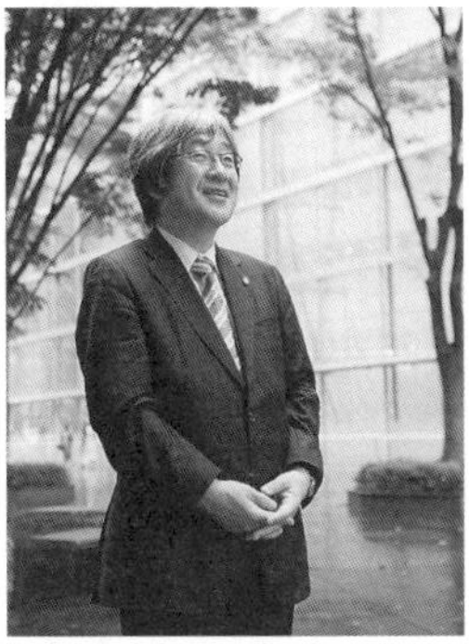

忙到沒有時間運動的服部醫生，只要有時間就會走走路。

重視「自我效能感」吧！

根據美國賓州大學等的心理學研究，比起把時間花在自己身上，人只要因為他人而花費時間，就會獲得有效利用自己時間的充實感。

現代人很忙碌，很多人都被行程追著跑，而陷入「時間匱乏」（time famine）的狀態，這會造成壓力和疲倦，然後變成對自己人生不滿的原因，因此研究人員試著去調查看看有沒有什麼好方法可以消除這些不滿，結果意外發現，只要不求回報地為某人付出自己的時間，而收到他人的感謝，「時間匱乏」的焦慮和挫折就會減弱，並提高面對自己的生活和所處狀態的滿足感。（出處）

服部醫生對自己的忙碌行程沒有感到不滿，而且能充實度過，就是因為擁有「為病患而工作，也為之感謝」的信念吧。

最近在美國和加拿大的心理學家當中，常使用「自我效能感」這個關鍵字。當人在直接面對某個課題時，會有「如果是我的話，能做到這種程度」的自信，或對自己有信賴感，覺得自己有能力辦到的感覺，這就稱作「自我效能感」。當我們在挑戰什麼或面對困難的時候，不要認為「自己只能做到這樣」而退縮，要有「這些我辦得到！」的肯定思考，這樣就才能產生挑戰的勇氣和活力。

〔出處〕
"Giving time can give you time." Psychological Science, July 2012.

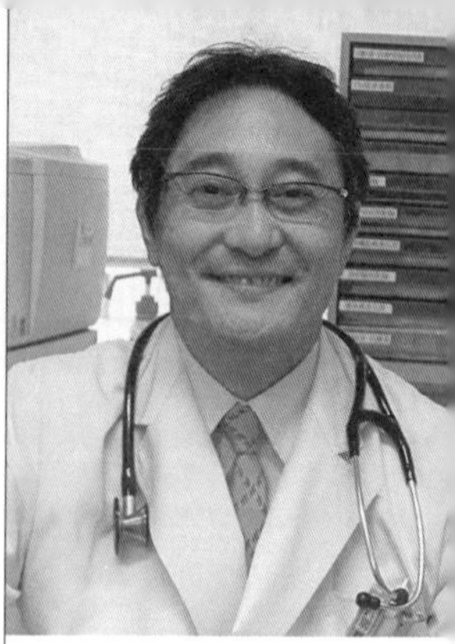

032

支援國際化社會的名醫

溝尾朗

東京厚生年金醫院內科主任
千葉大學醫學院兼任講師

50歲

Mizoo Akira ● 1963年生。千葉大學醫學院畢業，擔任日本內科學會綜合內科專業醫生、日本初級照護學會認可醫生、日本旅行醫學會理事，設置「旅行門診」，負責外派工作、旅行、留學等諮詢。

養生訓

一、不受框架侷限

二、挑戰新事物

三、隨時保持笑容

率先解決「困難」

溝尾朗醫生是位不受框架侷限的大器醫生，原本的專業是呼吸系統內科，因為曾在新加坡一間專為日本人設立的診所裡當過醫生，所以感到有必要磨練做為「綜合診療醫生」的技術，於是也學習了婦產科和小兒科。

溝尾朗醫生說：「在國外的診所時，因為不能對病患說『我的專業是呼吸系統，所以請到別家醫院就診』，所以為了能夠應對各種患者，我拼命地學習，因此那些所學現在也還能夠派上用場。」

因為出國旅行與外派的日本人正在增加，所以「旅行門診」的設置，可以針對預防接種以及在國外生病等狀況的處理給予建議。溝尾醫生因為擁有許多國外醫療設施的考察經驗，所以對國外的醫療情況也很清楚，可以運用那

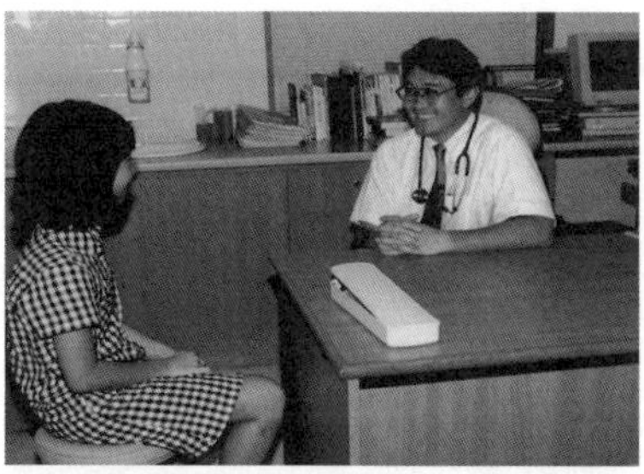

曾在新加坡的日本人診所工作，這個經驗讓溝尾醫生認識了家庭醫生什麼病都要會看的重要性。

些知識來給病患建議。

「有位助理導播因為電視節目的海外錄影要到南亞的河川游泳，所以來諮詢預防針的接種事宜，我花了很多時間慢慢跟他說明，這是件如何危險的事，而讓他放棄了。」此外，溝尾醫生認為「禁菸是健康的基本」，所以他也負責禁菸門診，讓菸齡七十年以上的九十二歲男性戒菸成功。

為了因病而無法咀嚼的人，溝尾醫生也開發了照護食品「醫療食物」，發表了糊狀的年節料理和法國料理，在推廣活動會場，親自分發試吃品給大家試吃。

溝尾醫生解釋：「這對病患來說是必要的！一旦突然這麼想就馬上開始行動，雖然忙碌卻很開心，因為『到人生最後都還可以靠自己的力量吃東西』這件事，也可成為患者活著的意義，所以我會繼續和料理與營養的專家一起研究。」身為呼吸系統內科的醫生，溝尾醫生診察過很多

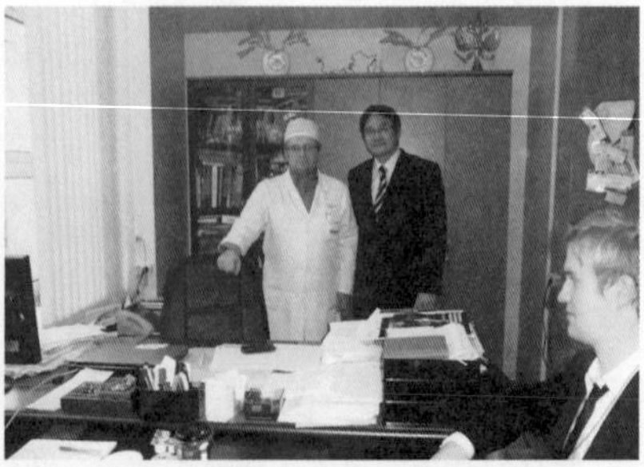

這是到俄羅斯醫院考察時的狀況。

吸入性肺炎的病患，所以活用這樣的經驗，研究開發了好吞嚥又安全好吃的照護食品。

在為病患看診時，用很有精神的聲音說：「沒問題，已經不用擔心了喔，可以治好的！」會讓病患安心接受治療，然後恢復精神，轉換成向前看的心情，溝尾醫生擁有這樣強大的力量。無論多忙碌的時候，他都會滿臉笑容地傾聽病患說話，是在生病時可以信賴的醫生！

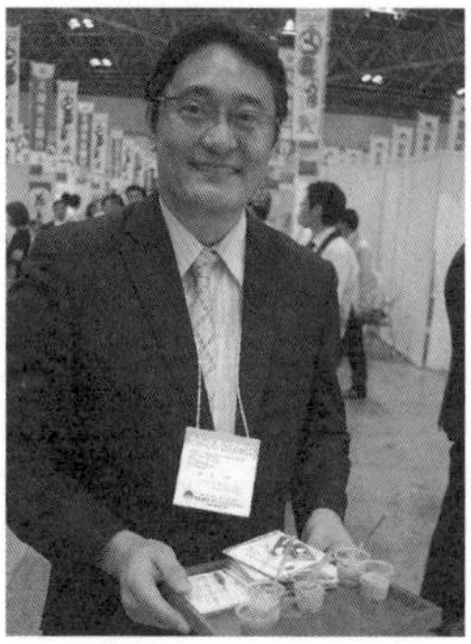

溝尾醫生也參與了照護食品「醫療食物」的開發。

決定人生最後要採取的醫療方式

雖然溝尾醫生說，人生最後還能自己吃東西是很重要的，但為了讓別人尊重自己的想法，就必須在自己還健康的時候，決定自己有個萬一時，要不要選擇使用胃造口術或人工呼吸器等延命處置方式。把這些文字化後，就能作為「生前遺囑」，成為人還活著時的有效遺書。這沒有一定的寫法和格式，不過一定要寫下姓名、日期，以及萬一發生事故或生病而造成無法用自己的意思選擇治療方式時，希望別人怎麼做，尤其是在接受治療後仍然沒有起色的狀況下，這些如果在人還健康的時候有寫下來，家人也就不需要煩惱了。現在成為話題的胃造口術，是當患者無法用嘴巴吃喝時，必須在胃上開一個洞，直接從那裏把養分輸送進去的處理方法。而人工呼吸器則是自己無法自主呼吸時所裝上的器材。這兩者雖然都是延命的措施，不過有時也會造成病患和家人的負擔。想要「盡可能接受一切的治療」還是「已經過了非常滿意的人生，不想使用人工呼吸器或胃造口術」呢……。不要認為「交給主治醫生就不需要自己做決定」，對於自己在人生的最後想要接受怎樣的治療，以及要治療到什麼程度，一定要仔細思考，並留下文字紀錄。

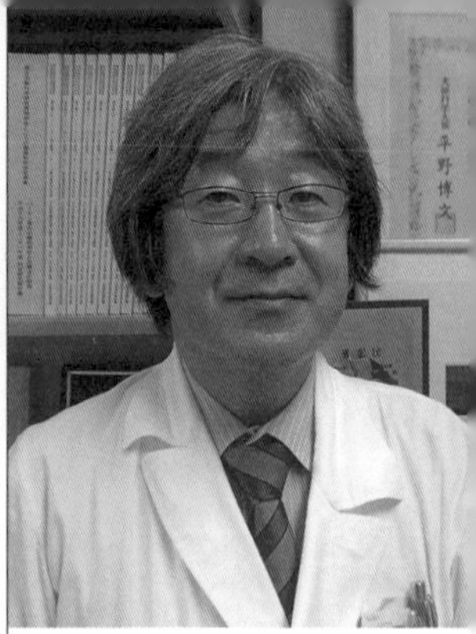

033

為孩子們的難治性外科疾病盡心盡力的名醫

木村修

京都府立醫科大學特約教授

49歲

Kimura Osamu ● 1964年生。京都府立醫科大學畢業後，在該大學擔任小兒外科住院醫生，之後先後於宇治德州會醫院外科、京都第一紅十字醫院外科、京都府立醫科大學擔任助理、講師等，也學習了美容外科的技術，開發了讓動過外科手術的孩子們傷口不會那麼明顯的治療方法。

養生訓

一、**取悅別人**

二、**珍惜家人**

三、**栽培晚輩**

熱情創造健康

小兒外科的木村修醫生說：「想當小兒科醫生的人越來越少了，真是遺憾。」雖然小兒科醫生的人數受到少子化影響也有減少的傾向，不過木村醫生自豪地說，從事兒童醫療、守護孩子們的生命是一份很了不起的工作，因為孩子們是擔負國家未來的國寶。

所以為了罹患難治疾病的孩子們，木村醫生利用自己私人的時間，研究能讓他們術後傷口盡量不明顯的方法。

木村醫生解釋：「我認為外科、小兒外科、整形外科及美容外科等是沒有分野的，所以只要有需要，也可以把美容外科的治療方法用於治療小孩子的傷口。」

事實上他一個人默默在往醫療無分野化的方向前進，不斷學習其他小兒外科所不知道、屬於美容外科與整型外

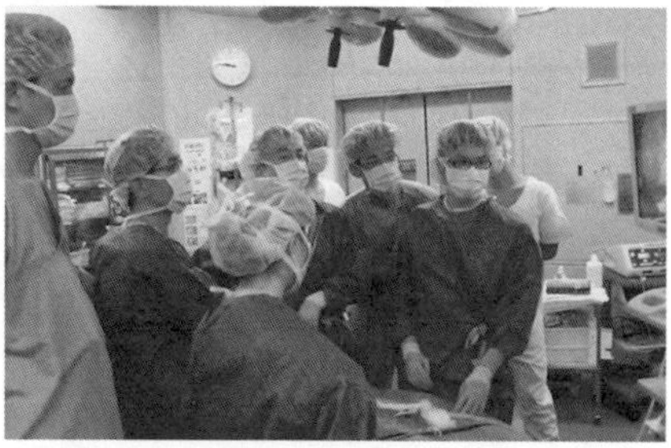

把複雜的小兒外科技術傳授給晚輩，似乎也是木村醫生的生存意義。

科的治療方法。
「孤獨？不覺得耶，為了仰慕與信賴我的孩子們和他們的家人，我只是努力開發最好的治療方法而已，非常有意義喔。」木村醫生笑著說。
雖然現在還是沒有休假、每週七天往來於滋賀、京都、大阪工作，「但因為我有關心並允許我不顧一切往前衝的家人，所以讓我在疲累的時候也還能繼續努力，因此一年最少要與家人悠閒出門旅行一次。」和太太與三個女兒一起去旅行，有時夫妻兩人單獨去餐廳吃飯，這就是他恢復精神的寶貴時間。
「因為我家有很好的團隊默契，所以我可以專心在工作上。最近女兒們也都長大了，多說她們幾句就會被討厭，所以我就把這部分轉化成對年輕醫生們的熱心指導，打算為了拯救尊貴的小生命，把從前輩那裏學來的東西，以及我自己學來的醫療技術，全都教給晚輩們。」木村醫

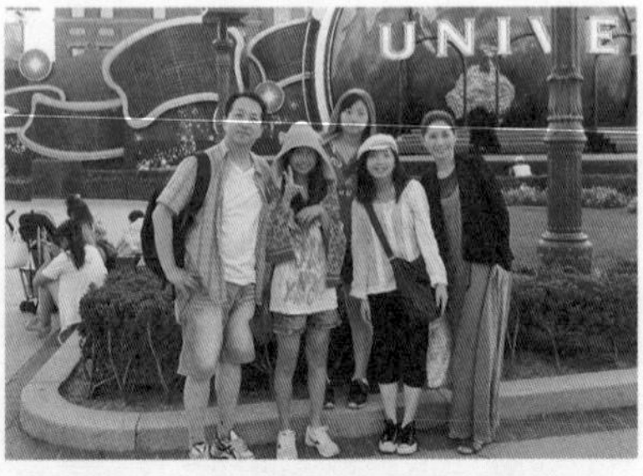

就算再忙，木村醫生還是很珍惜和三位女兒以及太太渡過的時間。

生是擅長營造團隊默契與和氣氛圍的人。

「我自己變得不養生也沒關係，只要能繼續當一個幫助生病孩子的醫生……，維持這樣的熱情，就會成為我健康的支柱。」熱情這種能量是讓人活得有精神的特效藥呢！

家庭融洽，父母就有魅力！

木村醫生認為，工作成果與圓滿、有良好團隊默契的家庭有關，是充實人生中不可或缺的要素。

根據加拿大麥基爾大學的研究調查，在二萬六千位十一到十五歲的青春期男女中，孩子與家人一起吃晚餐的次數越多，幸福度越高，精神也比較安定。只不過是頓晚餐……你可能會這樣想，不過這對複雜的青春期小孩來說，家人一塊吃飯會對安定人心帶來很大的影響。〔出處①〕

還有一個來自美國哈佛大學等單位的共同研究成果很有趣，顯示孩子容易相信外表看起來有魅力的大人所講的話，這是針對三十二位四到五歲的孩童所作的研究，特別是女孩子，容易被大人的外表影響，會聽外表比較好看、比較有魅力的大人所說的話，也比較容易相

信他們講的話。〔出處②〕

為了獲得小孩的信任，不多注意外表，讓自己看起來更有魅力是不行的，比起大人，小孩更誠實也更殘酷……，因為他們不相信感受不到魅力的大人所說的話……，「騙小孩的話」是行不通的。

〔出處①〕
"Family dinner nourish good mental health in adolescents." Mcguill University, May 2013.
〔出處②〕
"In Beauty We trust; Children prefer information from more attractive informations." British Journal of Developmental Psuchology, October 2013.

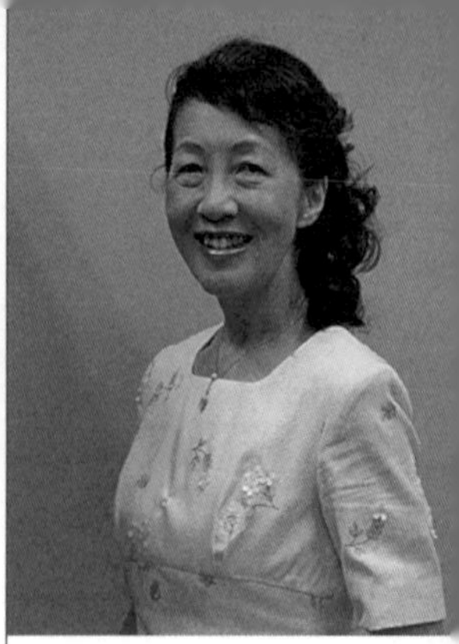

034

為孩子們的難治性外科疾病盡心盡力的名醫

Ueda Yukiko ●東京大學醫學院畢業後，進入該大學醫學院皮膚科，經歷診療、研究、教育後，在千葉縣浦安開了「新上田診所」，也從事頂尖運動員的皮膚問題和皮膚保養等諮商，著作有《歡迎來到從今以後的肌膚保養》。

上田由紀子

新上田診所
國立運動科學中心皮膚科醫生
運動醫生

養生訓
一、**說話和笑容**
二、**泡溫泉放輕鬆**
三、**讓寵物療癒心靈**

肌膚保養「不過度」

上田由紀子醫生總是臉上掛著笑容，和病患及身旁的工作人員開心說話。

「我的興趣就是說話，因為說話不但可以交換資訊，也很開心不是嗎？」她微笑的表情就像十幾歲的少女。保持年輕的祕訣果然就是藉由開心說話來從別人那裡得到良性刺激，讓笑容永不中斷。

上田醫生週末會盡量去泡溫泉，試著悠閒度過。

「我常去市中心附近的箱根、伊香保、山梨這些地方，好溫泉的關鍵就是能感覺到『湯泉裡具有力量！』這點，所以我喜歡靠近源頭、沒有經過加水、加熱的天然湧泉。」而且她還會親自確認溫泉旅館的設施、服務、飲食等是否完善，再選擇能讓她忘卻工作放輕鬆的地方。

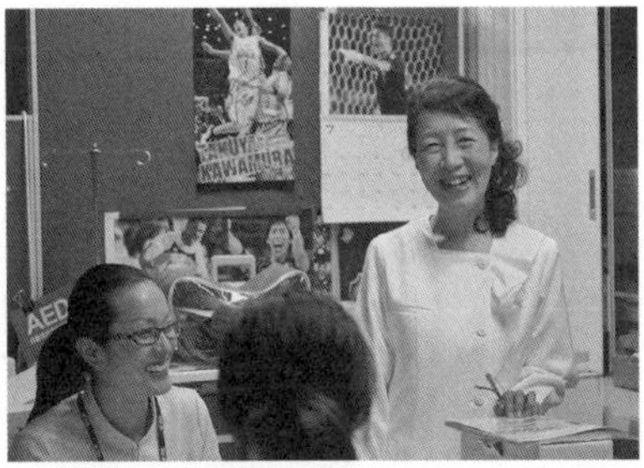

上田醫生笑著和診所的工作人員談笑風生。

上田醫生已經把四個小孩養育成人，現在雖然正享受夫妻兩人的時光，但孩子都成家了，會不會感到寂寞呢？

「因為養了很多狗和貓，所以很熱鬧、很快樂。」而且動物就算不看時鐘，也可以很正確地記得起床、吃飯、散步等的時間，所以託這些寵物的福，可以過著散步、吃飯、睡覺等的規律生活。

「雖然很忙碌，不過狗都會用哀求的眼神看我，所以我每天都會帶牠出去散步，這就是個很好的運動了。養寵物就會讓人變健康……這就是寵物療法！」

她在家還會用「震動訓練機」這種短時間內就可以完成伸展和按摩的器材，來改善全身的血液循環，減緩手腳冰冷與肩頸痠痛。

上田醫生的專業是皮膚科，也是特別為頂尖運動選手的皮膚問題等進行諮詢的醫生。

「肌膚保養並不是什麼特別的事，只是人生的一部分

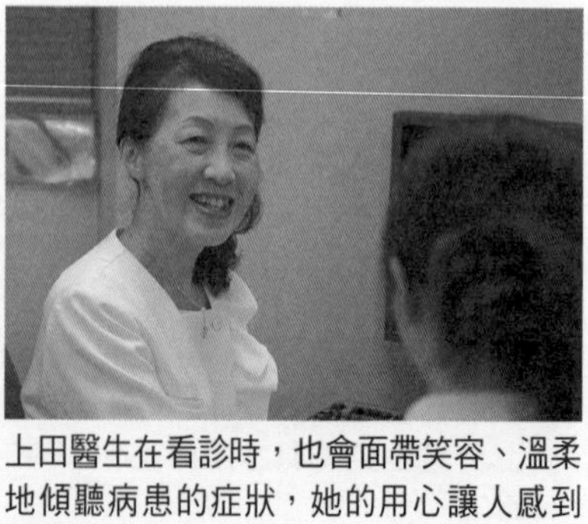

上田醫生在看診時，也會面帶笑容、溫柔地傾聽病患的症狀，她的用心讓人感到開心。

而已，只要記得肌膚有自己變健康的能力，就可以學會自己所需的肌膚保養不是嗎？太用力搓揉、塗抹太多東西、刺激肌膚這些都是傷害最大的，要注意喔！」上田醫生用平常的燦爛笑容提出建議。

震動訓練機

透過每秒二十五到五十次的高速震動來增加肌肉負擔的運動器材，不用拿重物也有充分的訓練效果，可改善全身的血液循環。

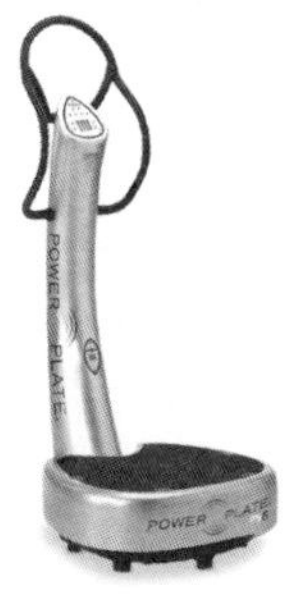

注意不要過度清潔汗液

上田醫生身為皮膚科的專業醫生，研究了日本人的皮膚健康和肌膚保養之間的關係，結果發現日本人如果仔細清潔過度，例如過度搓揉，或是用肥皂洗過頭，就會造成皮膚問題。

皮膚有吸收衝擊、保持體溫和體內水分、呼吸、傳遞外來的刺激，以及排除紫外線、病毒、細菌與有害物質，吸收所需養分等功能，特別是抵擋來自外部的異物入侵，這種防禦功能非常重要。所以常常搓洗的話，就會洗掉皮脂和表皮的屏障，使異物容易入侵，讓肌膚乾燥和肌膚老化惡化。特別是臉部肌膚沒有很髒的時候，就沒有必要洗得很仔細。和平常很努力做肌膚保養的女性比起來，男性的肌膚會比較好，這可能就是因為女性過度清潔吧。

運動或很熱的時候，以及工作流汗時，會讓角質增加，容易受損，所以不要用力搓揉，要用吸水性高的毛巾擦汗。汗的成分一旦氧化，有時就會刺激皮膚，重要的水分就會隨著汗液一起蒸發，使肌膚變得乾燥，所以最後要用天然的保濕成分來保濕喔。

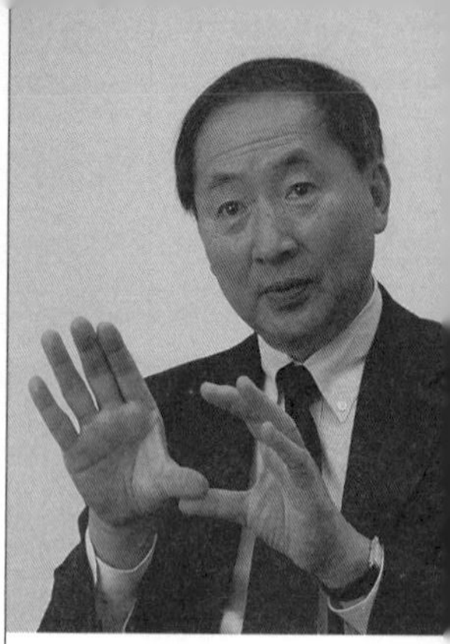

035

肝臟、膽囊、胰臟手術的名醫

宮崎勝

千葉大學醫學院附屬醫院院長

63歲

Miyazaki Masaru ● 1951年生。千葉大學醫學院畢業後，任職於該大學第一外科，1981年到加拿大多倫多大學外科留學，回國後曾擔任千葉大學醫學院第一外科助理、講師，於2001年升任教授。專業領域是肝膽胰臟癌等外科手術療法，每年動的手術件數是全世界數一數二的，也進行活體肝臟移植手術。

養生訓

一、**快步走**

二、**鼓起勇氣不斷挑戰**

三、**要做得更好！**

知識、技術的累積沒有終點

宮崎勝醫生雖擔任大醫院的院長，但每週還是會動兩個長時間的高難度手術。

他笑著說：「難治疾病患者會特地大老遠跑來拜託我，全國的醫生們也會轉介病人來給我，所以只要病患和家屬希望動手術的話，即使只有30％的成功機率，我也不會放棄並考慮幫他們動手術。」

帶有健康本色的紅潤笑容，其祕訣就只是走路而已。

「我每天行程滿滿，幾乎沒時間好好照顧自己的身體，所以在醫院裡移動時都會走樓梯，快步往返於大學和醫院之間，就可彌補運動量的不足。」因為宮崎醫生年輕時，一心專注於棒球而活躍，所以他希望有朝一日還能有機會好好享受棒球。

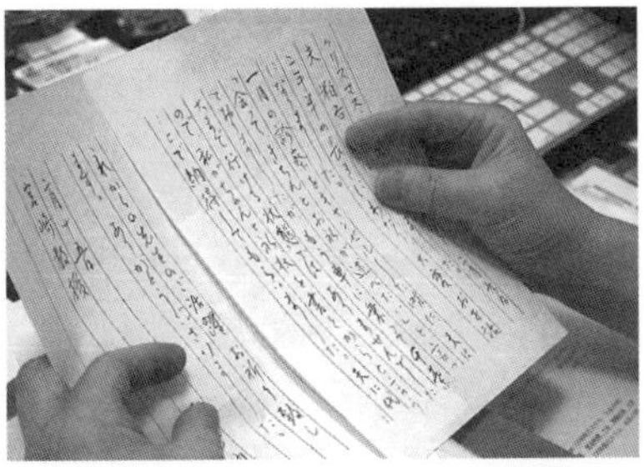

來自病患和家屬的信，是帶給宮崎醫生勇氣的寶物。

睡眠時間約為五到六個小時，為了能確實完成緊密的行程，完美執行手術，飲食不過度也與健康法息息相關。他重視的是早上的咖啡，要稍微多放一些糖，讓大腦完全醒來，為一天揭開序幕。

「我認為知識和技術的累積是沒有終點的，所以我打算就這樣持續過著挑戰的日子，開發更好的治療方式。」這或許就是最大的健康祕訣。

而他的心靈支柱就是來自病患的信。

他說：「很久以前曾讓我動過手術的病患和家屬，每年都會寄卡片或信來給我，這給了我很大的鼓勵，也給了我勇氣。」他有時候會自己一個人靜靜地讀著那些信。

有很多手術需要連續十個小時以上，所以體力和精力的續航力對外科醫生而言很重要。

「一邊栽培年輕的外科醫生成為即時派上用場的人力，一邊留心讓手術成功。手術時要一直站著，所以手術

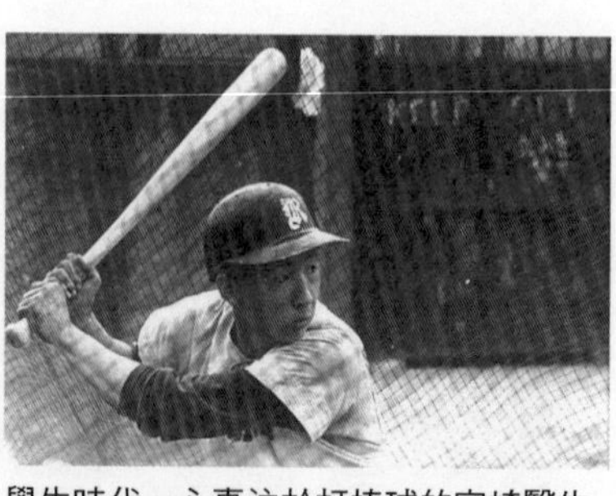

學生時代一心專注於打棒球的宮崎醫生，
他希望有朝一日還能享受棒球的樂趣。

一結束腳的疲勞就會一股氣表現出來，不過這個時候沒辦法一屁股坐下，而是要快步走向下一個工作，邊走邊轉換心情，然後在面對下一個工作時，把疲勞忘記，湧現出要120％努力的想法。我希望手術技術能夠更好，也能更有效地運用時間。」宮崎醫生這種從不忘記上進心的前進姿態，給病患帶來勇氣和精神。

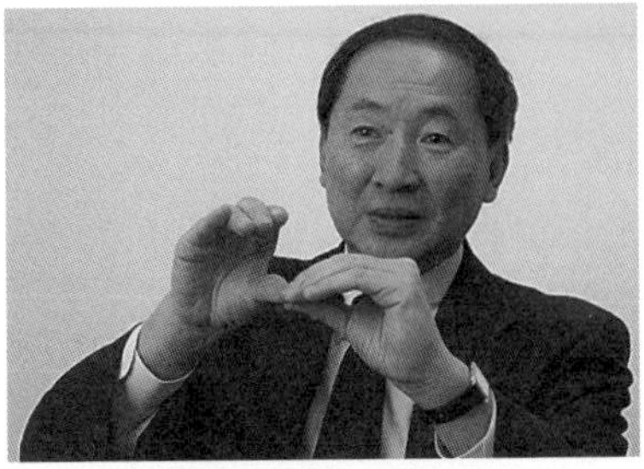
宮崎醫生認真說明疾病的機制和手術的程序，讓病患也能簡單了解。

寫信就能變幸福

瑞士蘇黎世大學的研究顯示，如果能深入了解好奇心、感謝的心情、樂觀的態度、幽默感及熱情，並透過訓練讓自己能感受到更多這些心情的話，就更能感受到人生的幸福感。這項研究把一百七十八位成年人分成三組，一組讓他們學習好奇心和感謝的心情，一組提高他們的美感和創造力，另外一組什麼都不做，然後在為期十週的訓練結束後，調查他們的幸福感。結果發現學習好奇心和感謝的心情那組，最能感受到幸福感，而且這組會寫信表達感謝的心情。（出處）

宮崎醫生重讀來自病患和家屬的信後，雖然幹勁和精神都會高漲起來，但寫信的話剛好相反，反倒可以整理自己的心情，因為為了把自己沒有意識到、位於內心深處的感情寫下來，似乎也與解決不安和煩惱息息相關。

這樣的方法，其實是心理學和精神醫學都會使用的方法，叫做「內觀法」或「正念」。感覺到自己的焦慮或不安時，不要感情用事，先深呼吸，藉由把它化為文字，就能冷靜行動而不受感情牽制，所以說「讓頭腦冷靜」是有其道理的。

〔出處〕
"Training character strengths makes you happy." University of Zurich, June 2012.

現代養生訓—
35位日本名醫的健康生活觀

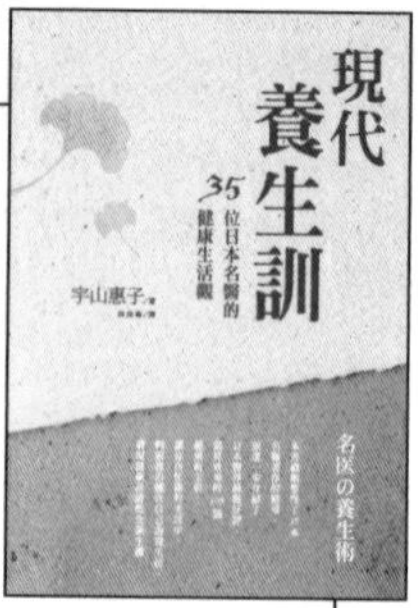

作　　者　宇山惠子
譯　　者　林佳翰

發 行 人　林敬彬
主　　編　楊安瑜
編　　輯　黃谷光、何亞樵
內頁編排　張芝瑜（膺正設計工作室）、陳語萱
封面設計　陳語萱
編輯協力　陳于雯

出　　版　大都會文化事業有限公司
發　　行　大都會文化事業有限公司
11051 台北市信義區基隆路一段 432 號 4 樓之 9
讀者服務專線：(02)27235216
讀者服務傳真：(02)27235220
電子郵件信箱：metro@ms21.hinet.net
網　　　址：www.metrobook.com.tw

郵政劃撥　14050529 大都會文化事業有限公司
出版日期　2018 年 12 月初版一刷
定　　價　350 元
ISBN　978-986-96672-6-5
書　　號　Health+127

GEKIMU NI MAKENAI MEII NO YOUJOUJUTSU DARE DEMO MANE
DEKIRU 105 NO SHUUKAN
Edited by KADOKAWA MAGAZINES

◎本書於 2015 年 5 月以《35 位日本人氣名醫的養生術》出版

Cover Photography：depositphotos ／ 55888473

國家圖書館出版品預行編目（CIP）資料

現代養生訓—35位日本名醫的健康生活觀 / 宇山惠子著. -- 初版. -- 臺北市：大都會文化, 2018.12
240 面；17×23 公分.

ISBN 978-986-96672-6-5（平裝）

1.養生　2.健康法

411.1　　107016708

98-04-43-04

郵政劃撥儲金存款單

收款帳號	1	4	0	5	0	5	2	9

金額 新台幣（小寫）	億	仟萬	佰萬	拾萬	萬	仟	佰	拾	元

收款戶名：大都會文化事業有限公司

寄款人 □他人存款 □本戶存款

姓名

地址 □□□－□□

電話

主管：

經辦局收款戳

虛線內備供機器印錄用請勿填寫

通訊欄（限與本次存款有關事項）

我要購買以下書籍

書名	單價	數量	合計

購書金額未滿600元，另加收60元國內掛號郵資或貨運專送運費。

總計數量及金額：共＿＿本，合計＿＿元

◎寄款人請注意背面說明

◎本收據由電腦印錄請勿填寫

郵政劃撥儲金存款收據

收款帳號戶名

存款金額

電腦紀錄

經辦局收款戳

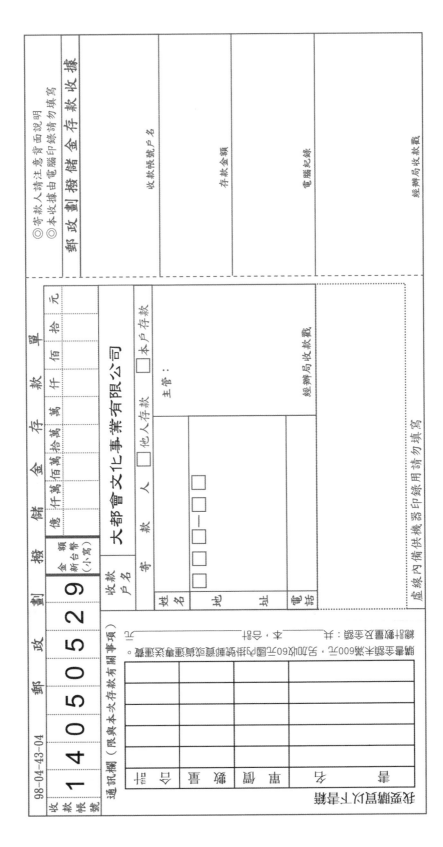

郵政劃撥存款收據注意事項

一、本收據請妥為保管，以便日後查考。

二、如欲查詢存款入帳詳情時，請檢附本收據及已填妥之查詢函向任一郵局辦理

三、本收據各項金額、數字係機器印製，如非機器列印或經塗改或無收款郵局收訖章者無效。

大都會文化、大旗出版社讀者請注意

一、帳號、戶名及寄款人姓名地址各欄請詳細填明，以免誤寄；抵付票據之存款，務請於交換前一天存入。

二、本存款單金額之幣別為新台幣，每筆存款至少須在新台幣十五元以上，且限填至元位為止。

三、倘金額塗改時請更換存款單重新填寫。

四、本存款單不得黏貼或附寄任何文件。

五、本存款金額業經電腦登帳後，不得申請撤回。

六、本存款單備供電腦影像處理，請以正楷工整書寫並請勿摺疊。帳戶如需自印存款單，各欄文字及規格必須與本單完全相符；如有不符，各局應婉請寄款人更換郵局印製之存款單填寫，以利處理。

七、 本存款單帳號與金額欄請以阿拉伯數字書寫 。

八、 帳戶本人在「付款局」所在直轄市或縣(市)以外之行政區域存款，需由帳戶內扣收手續費 。

如果您在存款上有任何問題，歡迎您來電洽詢
讀者服務專線：(02)2723-5216(代表線)
為您服務時間：09：00～18：00(週一至週五)

大都會文化事業有限公司　　讀者服務部

交易代號：0501、0502 現金存款　0503票據存款　2212 劃撥票據託收

大都會文化 讀者服務卡

書名：**現代養生訓—35位日本名醫的健康生活觀**

謝謝您選擇了這本書！期待您的支持與建議，讓我們能有更多聯繫與互動的機會。

A. 您在何時購得本書：______年______月______日

B. 您在何處購得本書：____________書店，位於____________(市、縣)

C. 您從哪裡得知本書的消息：

1.□書店 2.□報章雜誌 3.□電台活動 4.□網路資訊

5.□書籤宣傳品等 6.□親友介紹 7.□書評 8.□其他

D. 您購買本書的動機：（可複選）

1.□對主題或內容感興趣 2.□工作需要 3.□生活需要

4.□自我進修 5.□內容為流行熱門話題 6.□其他

E. 您最喜歡本書的：（可複選）

1.□內容題材 2.□字體大小 3.□翻譯文筆 4.□封面 5.□編排方式 6.□其他

F. 您認為本書的封面：1.□非常出色 2.□普通 3.□毫不起眼 4.□其他

G. 您認為本書的編排：1.□非常出色 2.□普通 3.□毫不起眼 4.□其他

H. 您通常以哪些方式購書：(可複選)

1.□逛書店 2.□書展 3.□劃撥郵購 4.□團體訂購 5.□網路購書 6.□其他

I. 您希望我們出版哪類書籍：（可複選）

1.□旅遊 2.□流行文化 3.□生活休閒 4.□美容保養 5.□散文小品

6.□科學新知 7.□藝術音樂 8.□致富理財 9.□工商企管 10.□科幻推理

11.□史地類 12.□勵志傳記 13.□電影小說 14.□語言學習（____語）

15.□幽默諧趣 16.□其他

J. 您對本書(系)的建議：

____

K. 您對本出版社的建議：

____

讀者小檔案

姓名：______________ 性別：□男 □女 生日：____年____月____日

年齡：□20歲以下 □21～30歲 □31～40歲 □41～50歲 □51歲以上

職業：1.□學生 2.□軍公教 3.□大眾傳播 4.□服務業 5.□金融業 6.□製造業

7.□資訊業 8.□自由業 9.□家管 10.□退休 11.□其他

學歷：□國小或以下 □國中 □高中／高職 □大學／大專 □研究所以上

通訊地址：________________________________

電話：（H）______________（O）______________ 傳真：______________

行動電話：______________ E-Mail：______________________

◎謝謝您購買本書，歡迎您上大都會文化網站（www.metrobook.com.tw）登錄會員，或至Facebook（www.facebook.com/metrobook2）為我們按個讚，您將不定期收到最新的圖書訊息與電子報。

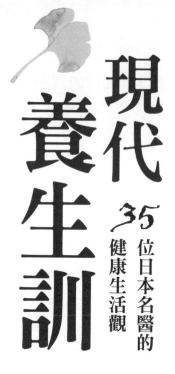

現代養生訓

35位日本名醫的健康生活觀

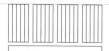

北區郵政管理局
登記證北台字第9125號
免貼郵票

大都會文化事業有限公司

讀　者　服　務　部　　　收

110台北市基隆路一段432號4樓之9

寄回這張服務卡〔免貼郵票〕
您可以：
◎不定期收到最新出版訊息
◎參加各項回饋優惠活動

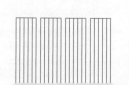

大都會文化
METROPOLITAN CULTURE

大都會文化
METROPOLITAN CULTURE

大都會文化
METROPOLITAN CULTURE

大都會文化
METROPOLITAN CULTURE